정박사와 함께하는 가장 쉬운 아로마테라피 2

아로마테라피

Aromatherapy
with elderly people and hospice

정미라 지음

저자 소개

정미라

보건학 박사

닥터아로마테라피 연구소 대표

글로벌교육 협동조합 이사

국제아로마테라피스트(IFA)

미용국가자격감독위원

맞춤형화장품조제관리사

브래인트레이너

■ 들어가며

사람과 사람의 관계 및 사회공동체 환경에서 심리적, 정서적 스트레스는 신체의 신경계 및 면역체계의 보호 능력을 무너트려 심리적 불안, 불면증, 만성적 피로와 통증, 면역기능의 저하, 만성 염증 등의 현상을 일으킨다.

아로마테라피는 신체의 자연치유 능력을 자극하여 개인의 신체적, 정서적, 정신적, 영적 건강을 향상시키기 위한 전체적인 치료방법이다.

아로마테리피에 사용되는 에센셜 오일 1방울만으로도 즉각적인 편안함을 제공할 수 있는 강한 힘을 가진 자연의 선물이다.

최근 연령이 고령화됨에 따라 노인관리, 호스피스 및 임종 보호에 대한 필요성도 그에 따라 증가하고 있다. 무엇보다도 편안함과 존엄성에 대한 필요성이 그 중심에 있다. 그들 자신의 사망 시점이 다가오는 상황에 직면하면서 환자 삶의 끝을 준비하는 동안 긍정적인 태도를 유지하는 것은 때때로 도전이다.

지금 당신은 자연이 준 최고의 선물인 아로마테라피를 시작할 때이다.

후회없는 최고의 선택이 될 것이다.

2021년 5월

정미라

_Contents

Chapter 1 아로마테라피

Chapter 2 노인을 위한 아로마테라피

Chapter 3 호스피스 관리를 위한 아로마테라피

Chapter 1
아로마테라피

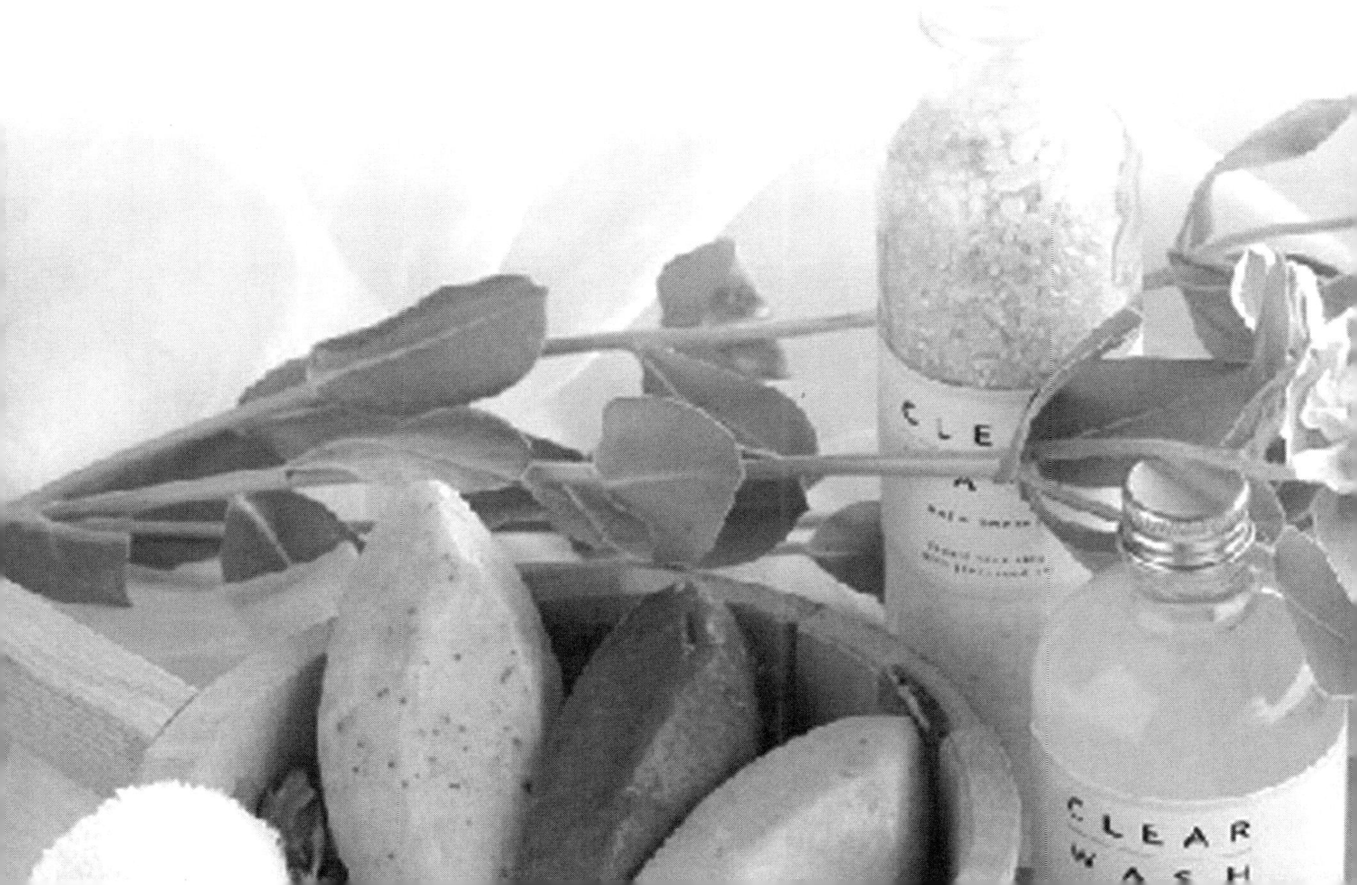

1. 아로마테라피(Aromatherapy)

인류는 수천 년 동안 악령을 물리치거나, 심신의 치유, 질병 치료를 위해 약품, 향과 향수의 형태로 아로마 식물의 방향족 오일과 수지 등의 혜택을 받아 왔다.

아로마테라피는 향 'aroma'와 치료 'therapy'의 합성어로 발향 치료 또는 향 치료라고 한다. 에센셜 오일은 흡입, 목욕, 마사지 등의 형태로 긍정적 신체의 생리학적 변화와 기억(해마)과 감정(편도체)에 영향을 미친다.

아로마테라피는 신체와 정신의 균형과 이완을 촉진하여 스트레스, 우울증, 불면증, 고혈압, 만성적 통증 등의 질병을 예방하고 치료하는데 고농축 방향족 화합물인 에센셜 오일을 사용하는 통합의학의 한 분야이다.

전체론적(holistic) 치료 형태인 아로마테라피는 사람의 병력, 감정 상태, 전반적인 건강과 생활 방식 등을 고려하여 접근한다.

즉 신체 및 정신건강의 균형을 되찾아 질병과 싸워 증상을 완화시킬 수 있게 할 뿐만 아니라 면역 체계를 강화시켜 몸과 마음, 영혼을 치유한다.

2. 아로마테라피의 역사(History)

기원전 1550년경 고대 이집트에서 신에게 경의를 표하기 위해서, 또는 악령으로부터 보호하기 위해서 종교적, 의료적 목적으로 만든 인류 최초의 향수 키피(kyphi;Kapet)에 카다멈, 민트, 시나몬, 유향, 몰약 등을 사용하였다.

또한, 미라(mummy)의 향균과 방부처리를 위해 몰약, 유향, 갈바늄, 시나몬, 쥬니퍼 베리, 스파이크나드, 삼나무 등을 사용하였다.

1922년에 발견된 이집트 제18왕조의 12대 파라오인 투탕카멘(Tutankhamun)의 무덤 속 항아리에는 3000년이라는 긴 세월이 지났음에도 불구하고 코리앤더, 유향과 몰약 등의 흔적이 남아 있었다.

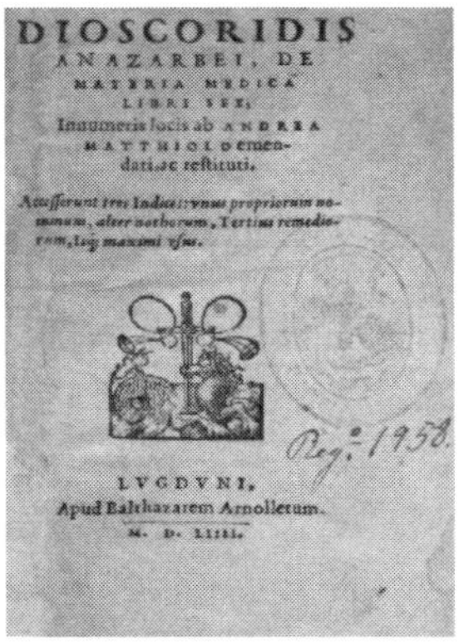

'현대 약학의 아버지' 페다니우스 디오스코리데스(Pedánios Dioskourídēs; Doscrides)는 약리학자 겸 식물학자이며 로마 군의관이었다.

그는 역사상 가장 영향력 있는 약전 중의 하나인 5권의 약학서(De materia medica)에서 약 600개의 식물과 1000여 종의 약용식물에 관하여 기록하였다.

이 책에서 잇몸 감염치료제로 몰약, 이뇨제로 주니퍼베리, 설사 완화제로 사이프러스, 냉각 및 수렴제로 로즈, 환자의 수술에 사용한 마취제(최면)로 만다라 잎 등의 사용방법이 쓰여있다.

그리스의 '현대 의학의 아버지', 히포크라테스(Hippocrates, 기원전 460-377년경)는 그의 일생 동안 200가지가 넘는 다양한 허브를 연구하였고, 자연치유에 매우 중점을 두었다.

건강을 회복하기 위해 다양한 약용 식물을 이용한 아로마테라피를 질병 치료에 사용하였다.

열을 내리기 위해 카모마일을 사용했고, 카타르로 인한 불편함을 완화하기 위해 오래가노를 물에 삶아 증기 흡입 방법을 적용하였다.

또한, 그는 수술을 최후의 수단으로만 사용해야 한다고 믿었으며, 건강한 삶을 위해서 몸과 마음의 긴장을 줄일 수 있는 좋은 휴식 방법으로 매일 향기로운 아로마로 목욕과 마사지를 권장하였다.

중국 최초의 약초학자로 알려진 신농(Shennong, 기원전 2737년)은 신성한 농부(Shennong Ben Cao Jing)에서 3가지 범주에 따라 360여종의 방향성 약초와 약용식물을 발견하고 분류하였으며, 수백 가지의 약초를 직접 테스트하여 이를 약으로 사용하였다.

중국 의사들은 샌달우드를 사용하여 콜레라를 치료하였고, 증류된 에센셜 오일이 사람들의 기분에 영향을 미칠 수 있다는 것을 알아냈다.

'아유르베다(AyurVeda, 생명 지식)'라고 하는 전통적인 인도 의학은 약 3000년 동안의 에센셜 오일을 이용한 치유의 역사를 가지고 있다.

문헌에는 계피, 생강, 몰약 및 백단향을 포함한 700가지가 넘는 치유에 효과적인 허브와 아로마가 열거되어 있고, 특히 바질은 사랑과 헌신을 주는 신성한 식물로 여겨졌다.

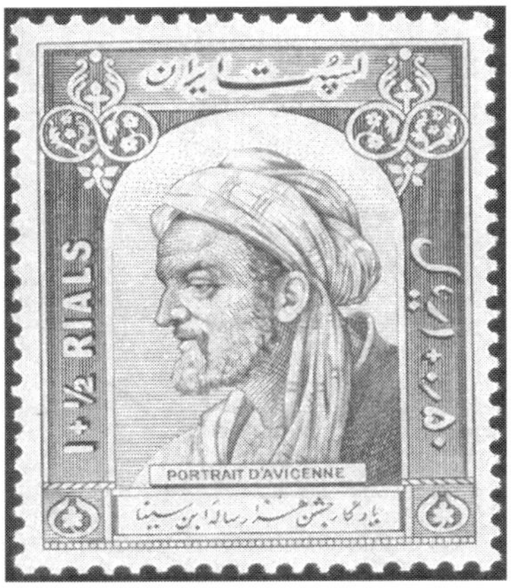

10세기의 페르시아 의사이자 천문학자인 이븐시나(Ibn Sina, 라틴어로 아비세나 Avicenna로 부름. 980년~1037년)는 처음으로 장미꽃에서 아타르가 포함된 에센셜 오일을 증류 추출하였다. 그는 추출된 에센셜 오일을 이용한 아로마테라피를 심장 질환에 치료제로 사용하였으며, 장미 향의 뛰어난 진정효과와 심장 박동에 미치는 긍정적 영향뿐만 아니라 뇌에 작용하여 이해력과 기억력 등의 인지 능력을 향상시키는 효과를 강조하였다.

14세기 유럽은 '검은 죽음'이란 흑사병(Bubonic Plague)이 들이닥친 혼돈의 시기였다. 페스트(pestis)균 박테리아에 의해 전염되는 흑사병이라는 '악령'으로부터 벗어나기 위해, 거리와 집에서는 시나몬, 유향, 로즈마리, 타임 등 다양한 향신료 오일을 태워 역병의 확산을 막았다. 흑사병에 걸려 사람들이 죽어나갈 때 집집을 돌아다니며 물건을 훔치고 강탈한 4명의 전설적인 도둑들이 있었다. 그런데 신기하게도 이 도둑들은 흑사병에 걸리지 않았다.

전설적인 도둑들은 어떻게 전염병에서 자유로웠을까? 이들은 의사처럼 보이기 위해 그 당시 의사들이 사용하던 새 부리 모양의 가면을 쓰고 다녔다. 이 도둑들은 면역 체계 개선, 항균, 항바이러스 효능 등이 뛰어난 레몬, 유칼립투스, 로즈마리, 클로브 버드, 시나몬 바크(계피)를 블렌딩한 오일을 부리에 뿌리고 다녔는데, 그 결과 그들은 전염병에 감염되지 않았다. 이것이 '도둑의 오일' 바로 'Thieves essential oil, Four Thieves Oil'이다.

사실 이 4명의 도둑들은 실직당한 향수와 향신료 상인들이었는데, 그들은 에센셜 오일 제조법을 잘 알고 있었다. 그 당시 방향제와 향수 제조에 동원된 노동자는 상대적으로 흑사병에 걸리지 않았다.

프랑스어 '아로마테라피(Aromatherapie)'에서 기원한 '아로마테라피(Aromatherapy)'라는 용어는 프랑스 화학자 르네 모리스 가테포세(Rene-Maurice Gattefosse, 1881~1950년)가 1937년, 그의 저서에서 아로마테라피(Aromatherapie)라는 용어를 처음 사용하였다.

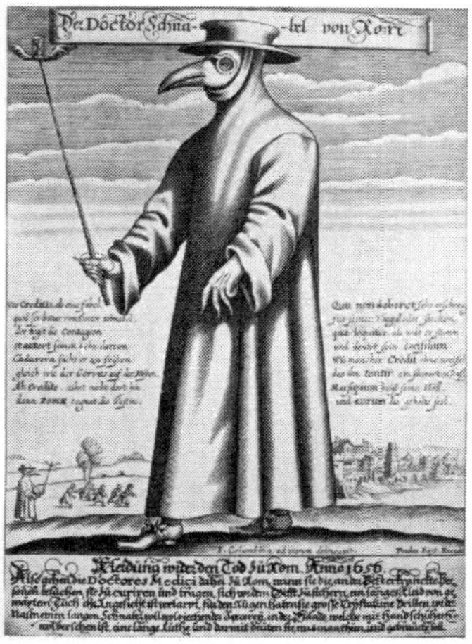

1910년 7월 25일, 그는 가족 화장품 회사에서 향수와 화장품을 개발하는 실험 중 폭발 사고로 손에 심한 화상을 입었고, 그의 화상 상처는 쉽게 치료되지 않았다. 그는 라벤더 에센셜 오일에 손을 담그기 시작했고 그의 화상 입은 손이 감염이나, 흉터 없이 빨리 치유되고 회복되는 놀라운 경험을 하게 되었다.

그 뒤로 그는 라벤더 에센셜 오일이 방부제, 항염증, 피부재생 등의 특성을 갖고 있으며, 화상 치료에 도움이 된다는 사실을 발견하고 에센셜 오일의 치유와 치료 능력에 대한 연구와 실험을 지속적으로 하였다.

가테포세는 제1차 세계 대전 동안 전선에서 상처를 입은 병사들의 감염된 부위에 높은 살균과 방부제 특성을 지닌 타임, 라벤더, 정향 및 레몬 에센셜 오일을 사용하여 치료하였다.

20세기 후반 '현대 에센셜 오일 치료 의학의 아버지'로 여겨지는 프랑스 외과 의사 장 발렛(Jean Valnet, 1920년~1995년)은 의학적 임상과 과학적 접근으로 치료학적 아로마테라피를 발전시켰다.

특히, 그는 에센셜 오일의 항감염 특성과 사용방법, 치료적 가치 등을 과학적으로 증명하였다.

그는 제2차 세계 대전 당시 군인들의 상처를 치료하기 위해 에센셜 오일을 사용하였다. 1971년 식물 아로마테라피 대학인 Anglo-saxon학교를 설립하였다.

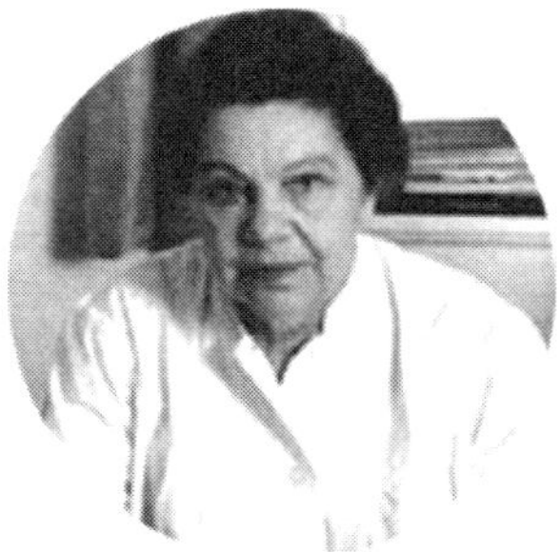

오스트리아 태생인 마그리트 모리(Marguerite Maury, 1895~1968)는 아로마테라피를 에센셜 오일과 스킨 케어, 마사지와 결합하여 의료미용 요법으로 발전시켰다.

에센셜 오일이 신경계에 미치는 영향과 웰빙에 미치는 효과를 알렸고, 1961년 그의 저서 '삶과 젊음의 비밀(The secret of life and youth)'을 통해 전인적 아로마테라피를 확립시켰다.

3. 에센셜 오일(Esstential oil, 정유, 방향유)

18세기 중반까지 약 100개의 에센셜 오일이 유럽에 소개되었으며, 1800년대 후반과 1900년대 초에 유기 화학의 발달로 에센셜 오일이 더욱 발달하게 되었다.

식물에 향기로운 향을 주는 세포는 휘발성 액체 성분으로 식물의 성장과 생산에 영향을 미치는 수분을 공급받기 위해 곤충을 유인하고 자체 생존을 위해 포식자 격퇴를 위해 존재하는 식물의 본질 즉 '에센스'를 추출하는데, 이를 에센셜 오일이라 한다.

독특한 향과 성질을 가진 에센셜 오일(EO)은 식물의 꽃, 나무껍질, 줄기, 잎, 과일 껍질, 뿌리, 씨앗, 수지 등에서 추출된 강력한 고농축 휘발성 방향족 화합물로써 약리적 상호작용을 한다.

에센셜 오일은 각각의 고유한 치유특성을 가지고 있으며 블랜딩 과정을 통하여 더 많은 시너지 효과를 얻을 수 있다.

천연 추출물인 에센셜 오일은 만성 통증, 두통, 호흡기 질환, 자가 면역 질환 및 알레르기 증상 등에 이르기까지, 다양한 신체적 문제에 도움이 되는 약리적 치료 특성을 부여한다.

에센셜 오일은 뇌의 감정 영역에 작용하여 세로토닌과 같은 호르몬을 활성화시켜 스트레스 및 우울증 완화에 도움을 주고, 정서적 트라우마(trauma) 치료에 영향을 미친다.

또한, 인지능력을 향상시켜 집중력을 높이고, 광범위한 정신 건강에 도움을 주어 삶의 질 향상에 큰 혜택을 부여한다.

대부분의 에센셜 오일은 개봉 전을 기준으로 약 3~5년 정도 보관이 가능하지만, 빛, 열, 공기 등에 노출될 경우 산화되어 치료적 가치는 손실된다. 특히 리모넨(limonene) 함량이 높은 감귤류 에센셜 오일은 보관 기간이 약 1년 정도로 짧고, 매우 빠르게 산화되는 특성을 지니고 있어 보관에 주의를 기울여야 한다.

에센셜 오일의 유통 기한을 최대한 늘리기 위해서는 빛과 열을 피하고 냉장고에 보관하는 방법을 추천한다. 그럼에도 불구하고, 개봉된 에센셜 오일은 사용 후 뚜껑을 잘 닫아 보관하고, 빠른시일 내에 사용할 것을 권장한다.

4. 에센셜 오일(EO)의 화학적 구성

수백에서 수천 개의 방향족 분자를 함유한 에센셜 오일은 100~300개의 복잡한 천연 화학 화합 물질로 구성되어 있으며 일부 화학 구성성분은 아직도 분석되지 않고 있다.

이소프렌(C_5H_8) 단위로 구성된 유기 화합물인 테르펜은 탄소(Carbon), 수소(Hydrogen), 산소(Oxygen)로 구성되어 있으며, 에센셜 오일의 가장 지배적인 구성 요소이다.

탄화수소(hydrocarbon)류인 모노테르펜, 세스퀴테르펜, 디테르펜과 산소화합물인 알데히드, 케톤, 에스테르, 알코올, 페놀, 및 산화물이 지배적으로 많이 포함되어있다.

이외에도 락톤, 쿠마린 등이 소량 포함되어있다.

안정적이며 따뜻한 모노테르펜(Monoterpene, $C_{10}H_{16}$)

모노테르펜은 분자량이 매우 작아서 휘발성이 높고 산화가 빠르게 일어난다. 침엽수와 감귤류에서 주로 포함되어있는 모노테르펜은 대부분의 에센셜 오일에서 발견된다.

항염, 항박테리아 특성으로 백혈구 생산을 증가시키고 전염병과 싸우는 데 도움이 된다.

점막에 부드럽게 작용하여 충혈을 풀어주며, 정신을 맑게 하여 집중력을 높이고, 피부를 따뜻하게 하여 진통을 줄여주며, 소화를 촉진한다. 많은 연구에 따르면 에센셜 오일에서 발견되는 모노테르펜은 유방암, 간암 등을 예방하거나 초기 암 치료에 효과적인 것으로 나타났다.

유통기간이 비교적 짧기 때문에 보관에 주의해야 하며, 산화된 에센셜 오일을 사용하면 피부 점막에 자극반응이 일어날 수 있다.

에센셜 오일에서 발견되는 일반적인 모노테르펜은 '-ene'로 끝나며 리모넨(limonene), 리날룰, 피넨(pinene), p-시멘, 미르센, α-테르피네올 등이 있다.

대표적인 에센셜 오일로는 버가못 및 모든 감귤 오일, 사이프러스, 블랙페퍼, 주니퍼 베리, 타임(백리향), 넉맥(육두구), 티트리, 로즈마리 등이 있다.

○ 피넨(Pinene Alpha α −피넨, β −피넨)

알파 피넨은 주로 소나무, 삼나무 등과 같은 침엽수에, 베타 피넨은 시트러스 오일에 주로 포함되어 있다.

알파 피넨은 방부와 살균 특성을 지니고 있어서 주로 호흡기 건강을 위한 천연 거담제 및 기관지 확장제와 국소 소독제로 사용되며, 뇌에 강력한 에너지 공급을 위해서도 사용된다.

주요 에센셜 오일에는 유칼립투스, 세이지, 로즈마리, 레몬 그라스, 몰약, 유향, 라벤더 등이 있다.

○ 리모넨 (Limonene)

리모넨은 프랑스어 '리몬'에서 유래 되었으며, 에센셜 오일에서 흔하게 발견되는 성분으로 D-리모넨과 L-리모넨으로 나뉘며, 이중 D-리모넨이 오렌지향을 더 강하게 풍긴다.

리모넨은 레몬, 라임, 자몽, 버가못 등의 감귤류 껍질 및 박하, 소나무류 등에서 흔히 발견되며, 특히 오렌지 껍질에 95~97%가량 함유되어 있다.

근육을 이완시켜 통증을 줄이고, 감염을 예방하며, 빠른 치유 특성뿐만 아니라 항균, 항우울제, 면역 자극제, 항염증 및 항산화, 혈관이완, 항암, 피로회복 등에 광범위하게 사용할 수 있다.

특히 신경계를 이완시켜 부교감 신경 활성화에 영향을 주어 스트레스를 줄이는데 사용된다.

리모넨을 희석하지 않고 피부에 직접 바르면 점막을 자극하여 접촉성 피부염을 유발할 수 있어 주의가 필요하다.

○ 리날룰 (Linalool)

리날룰은 주로 꿀풀과에서 발견되며, 진정제, 항우울제, 항암제, 항진균제 및 살충 특성이 있다. 독성이 없고 피부에 자극적이지 않으며 피부 과민성 위험이 극히 낮다.

긴장을 풀고, 이완을 제공하는 세스퀴테르펜 (Susqiterpene, $C_{15}H_{24}$)

세스퀴테르펜은 모노테르펜($C_{10}H_{16}$)에 비해 분자량이 증가해 무겁고 점성이 높아 휘발성이 낮다. 주로 벼과와 국화과에 많이 함유되어 있다.

친유성의 특성으로 다른 오일과 블랜딩 시 피부 조직 침투력을 높이고, 교감신경을 억제하고 부교감 신경을 활성화시켜, 극도의 스트레스와 분노, 우울증 등을 진정시키며, 혈압을 낮추고 소화를 촉진한다.

또한, 몸의 온도를 낮추어 염증을 줄이고 종양 형성을 감소시키며, 뛰어난 항균, 항 바이러스 작용으로 면역 체계를 강화시킨다.

에센셜 오일에서 발견되는 일반적인 세스퀴테르펜의 종류에는 카마줄렌(chamazulene), 파르네신(farnesene), 비사볼렌(bisabolene), 후물렌(humulene), 진기베렌(zingiberene), 파촐리(Patchouli), β-카리오필렌 등이 있다.

주요 에센셜 오일로는 진저, 샌달우드, 시더우드, 미르, 헬리크리썸, 야로, 카모마일 등이 있다.

○ 진기베렌(zingiberene)

진저 에센셜 오일의 주성분으로 독특한 맛을 내는 화합물로써 진저의 뿌리에 다량 포함되어 있다.

멀미, 입덧, 관절염, 염좌, 근육 통증, 만성 통증 등의 완화 및 치료적 혜택을 부여한다.

○ 비사볼렌(bisabolene)

비사볼렌이 들어 있는 식물을 섭식한 곤충은 이를 활용하여 자신들의 페로몬(pheromone) 합성에 이용한다.

감염 병원균에 대한 저항성을 가지고 있으며 주요 에센셜 오일로는 레몬, 라임, 버가못, 오래가노, 프랑킨센스 등이 있다.

○ 카마줄렌(chamazulene)

저먼 카모마일, 헬리크리썸, 야로 등에 풍부하게 함유된 카마줄렌은 천연 항히스타민제로서 진정효과, 항염 효과, 항알레르기, 혈압 강하의 성질로 잘 알려져 있다.

○ 캐리오필렌(caryophyllene)

클로브, 니아울리, 블랙페퍼, 팔마로사 등에 함유되어 있으며 강력한 진정효과를 가지며 낮은 농도일 때 바이러스를 없애는 효과가 있다.

○ 베타-엘레멘(β -elemene)

세스퀴테르펜의 주요성분인 미르(몰약)에 함유되어 있으며 임신 중에는 부작용을 유발하므로 사용을 피해야 한다.

에센셜 오일의 향기 특성을 부여하는 알데히드(Aldehyde)

알코올 산화로 생성된 알데히드는 산화(oxidation)에 취약하고 열에 노출되면 불안정하므로 보관에 주의해야 한다.

항염증, 혈관 확장, 저혈압, 방부제, 발열 감소, 강장제 특성이 있다. 특히 상쾌한 과일 향을 가진 알데히드의 뛰어난 진정효과는 중추 신경계에 작용하여 스트레스 완화에 도움이 된다.

과일이나 일부 꽃에서 주로 추출되며, 강한 향을 지녀 자극적일 수 있으며, 희석되지 않은 상태로 피부에 국소적 적용할 경우 매우 자극적이고 민감해질 수 있으므로 1% 이하의 희석농도를 권장한다.

또한, 안압을 높이는 작용을 하므로 안압이 높은 사람에게는 알데히드가 많이 포함되어 있는 레몬그라스와 레몬밤(멜리사) 오일 사용에 신중해야 한다.

에센셜 오일에서 발견되는 일반적인 알데히드는 '-al'로 끝나며 시트로넬랄, 알카네, β-시트로넬랄, 제라니알, 시트랄, 벤즈알데하이드, 큐민알데하이드,

신남알데하이드, 페릴알데하이드 등이 있다.

주요 에센셜 오일로는 레몬그라스, 멜리사, 시트로넬라, 레몬 유칼립투스, 만다린 등이 있다.

○ 시트로넬라

레몬향을 가지고 있는 시트로넬라는 항바이러스, 살균 효과로 비듬 치료, 모발 성장 촉진제 및 모기, 벼룩 등의 접근을 차단하는 해충방지제로 유용하다. 또한, 천연 발한 작용으로 몸에서 독소를 제거하며, 약해진 소화기 건강기능 개선목적으로 사용된다.

주요 에센셜 오일로는 유칼립투스, 감귤류, 바질, 라벤더, 후추, 펜넬, 레몬, 로즈제라늄, 카모마일 등이 있다.

정신 건강과 질병관리에 유용한 케톤(Ketone)

케톤은 구조적으로 알데히드와 유사하며 카르보닐기를 가지고 있다. 케톤은 2차 알코올의 산화에 의해 생성되며 안정한 화합물로 알데히드 처럼 쉽게 산화되지 않는다.

케톤은 점액을 용해하여 거담을 제거하고, 통증 및 호흡기 문제 완화, 세포재생을 자극하고 조직형성을 촉진하여 빠른 상처치유에 도움을 준다. 중추 신경계에 신경독성이 있어 간질 및 정신 건강에 문제가 있는 사람들은 로즈마리, 장뇌 등을 사용할 경우 세심한 주의가 필요하다.

일반적인 케톤은 '-one'로 끝나며 에센셜 오일에서 발견되는 일반적인 케톤은 장뇌, 투존(thujone), 자스몬(jasmone), 카르본 (carvone), 멘톤 등이 있다.

주요 에센셜 오일로는 딜, 라벤더, 펜넬, 페퍼민트, 스피어민트, 로즈마리 등이 있다.

○ 이탈리돈(italidone)

에버라스팅(헬리크리썸)에 함유된 성분으로 흉터의 재생성을 촉진하는 효과, 점액을 녹이고 담을 제거하는 기능이 뛰어나다.

○ 튜존(thujone)

튜존은 호흡 곤란을 완화하며 면역계를 긍정적으로 자극할 수 있으나, 케톤 계열에서 강력한 독성 중 하나로 중추 신경계에 자극적이고 신경독성을 일으킬 수 있다. 낙태, 경련을 유발하며 임산부에 유산의 원인이 된다.

○ 장뇌(camphor)

스파이크, 라벤더 및 로즈마리 에센셜 오일에 주로 발견되는 장뇌는 폐와 호흡기 통증, 기침 및 감기 치료제로 사용된다. 또한, 스트레스와 정서적 피로를 완화시키며, 천연 방충제로 사용된다.

강력한 항균과 방부제 페놀 (phenol)

증발 속도가 느린 페놀은 주로 꿀풀과 허브에 함유되어 있으며 암을 유발하는 광유에서 나온 독성 페놀과는 달리 강력한 항산화, 방부제, 항균, 항바이러스 등의 치료적 특성으로 인체에 이롭게 이용할 수 있다.

페놀 함량이 높은 에센셜 오일은 피부에 자극을 줄 수 있어 국소 도포 전에 반드시 알맞은 비율로 희석해야 한다.

일반적으로 페놀은 혈액을 묽게 하므로 약물 복용 시에는 주의가 필요하다.

에센셜 오일에서 발견되는 페놀은 일반적으로 'ol'로 끝나고 티몰, 카바크롤, 유제놀, 안테올, 차비콜, 크레졸 등이 있다. 특히 카바크롤, 유제놀, 티몰(thymol)과 같은 화학 물질을 함유한 페놀 함량이 높은 에센셜 오일은 열을 발생시킨다.

주요 에센셜 오일로는 오레가노, 타임(백리향), 클로브(정향), 시나몬(계피) 등이 있다.

향기로운 향을 만들어내는 에스테르(ester)

산과 알코올의 결합으로 생성되며 적은 양의 에스테르만으로도 꽃과 과일 향이 나는 것이 특징이다.

에스테르가 풍부한 에센셜 오일은 좋은 소화 보조제이며, 대부분은 항염증제, 진통제, 스트레스 완화에 좋은 영향을 미치며, 특히 잠자리에 들기 전 사용으로 수면의 질 향상에 도움이 된다.

일반적으로 '-yl'로 끝나며 주요 성분으로 제라니올 아세테이트, 리날릴 아세테이트, 유게놀 아세테이트 등이 있다.

주요 에센셜 오일로는 클라리 세이지, 스위트 마조람, 윈터그린, 카다멈, 로만 캐모마일, 로즈 제라늄, 라벤더, 재스민 앱솔루트, 일랑일랑 등이 있다.

모노테르펜 & 세스퀴테르펜 알코올

알코올은 가장 다양한 테르펜계 유도체로 '-ol'로 끝나는 산소화합물이다.

우수한 살균 및 항바이러스, 항염, 항균, 면역력 강화의 특성을 가지고 있으며 일반적으로 무독성이다.

에센셜 오일에서 발견되는 일반적인 모노테르펜 & 세스퀴테르펜 알코올은 리날로올(linalool), 제라니올(geraniol), 테르페놀(terphenol), 시트로넬롤(citronellol) 등이 있다.

주요 에센셜 오일로는 로즈우드, 로즈, 레몬 유칼립투스, 팔마로사, 쥬니퍼 베리 등이 있다.

○ 리날로올(Linalool)

모노테르펜 알코올인 리날로올은 강력한 항 스트레스 효과를 가지고 있다.

에센셜 오일에 리날로올이 포함된 경우 불안 완화제로 사용되어, 극도의 공격적인 행동 감소와 스트레스를 덜고자 할 때 적용된다.

수면 보조제이며 강력한 이완제로 스트레스 완화와 진정 효과를 지니고 있어 수면의 질 개선 및 향상에 큰 혜택을 부여한다.

충혈 완화제 및 항염제로 사용할 수도 있어 호흡기 문제를 완화하는 데 도움을 주며, 항균 및 항진균제로 피부감염과 통증을 줄이는 데 도움이 될 수 있다.

주요 에센셜 오일에는 몰약(미르), 로즈마리, 유향(프랑킨센스), 라벤더, 주니퍼 베리 등이 있다.

○ 제라니올(Geraniol)

제라니올은 대부분의 유기용매에 용해되지만 물에는 용해되지 않는다. 세균

감염을 줄이는 항염작용뿐만 아니라 유해한 박테리아의 활성을 막는 항균제로 곰팡이 감염을 막으며, 방부 및 진통 특성이 있다.

뛰어난 천연 방충제로 모기, 바퀴벌레, 벼룩, 진드기 등의 해충을 퇴치하는데 매우 효과적이다.

주요 에센셜 오일에는 레몬그라스, 제라늄, 레몬, 진저, 라벤더, 라임, 오렌지, 로즈 등이 있다.

○ 멘톨(mentol)

모노테르펜 알코올에 속하는 멘톨은 페퍼민트와 제라늄에서 주로 발견된다.

박테리아를 파괴하고 곰팡이를 억제하며, 발열을 감소시키는 냉각 특성은 근육을 이완시켜 관절 및 만성 근육 통증을 완화시킨다.

관자놀이에 멘톨을 함유한 에센셜 오일을 문지르면 일반적인 편두통을 완화하는 데 도움이 된다.

멘톨의 시원한 향기는 부비동 문제를 완화시켜 막힌 코를 뚫어주며, 폐를 맑게 하고 질병 완화 및 메스꺼움과 멀미를 완화시키는데 매우 효과적이다.

5. 에센셜 오일의 추출(Extraction)

식물의 잎, 꽃, 줄기, 나무의 껍질, 심지, 과일의 껍질 등에 있는 오일 주머니에서 쉽게 발견되는 것을 에센스(essence, 고유의 물질, 본질)라고 한다.

에센스는 증류, 흡수, 침용, 압착의 과정을 통해 수용성 성분으로 향미와 향을 제공하기 위해 여러 요리, 화장품, 비누 등에 제공된다.

반면 여러 추출방법을 이용하여 100% 고농축 휘발성 향을 함유한 방향족 화합물이 추출된 것이 에센셜 오일인데, 일반적으로 요리, 병리학, 약리학, 화장품, 향수 등에 사용된다.

아랍 문화의 황금기 때 에센셜 오일의 증류 기술이 개발되었으며, 아랍인은 발효 당에서 에틸알코올을 최초로 증류하여 수천 년 동안 사용된 지방 오일 대신 에센셜 오일 추출을 위한 새로운 용매를 제공했다. 11~13세기 유럽에서는 증류에 대한 지식 발달로 증류를 이용한 에센셜 오일 분리가 이루어졌다.

증류된 시더우드, 장미, 로즈마리, 스파이크, 세이지, 계피, 벤조인, 몰약 등의 에센셜 오일은 유럽 중세 약국의 전문점에 소개되었다.

에센셜 오일의 추출법에는 수증기 증류, 증기 증류, 냉압착 추출, 용매추출, CO_2 추출 등이 있다.

식물의 유형에 따라 에센셜 오일의 추출방법이 달라지며 추출법과 추출될 때의 온도와 압력 등에 의해 에센셜 오일의 품질이 결정된다.

에센셜 오일 추출 부위에 따른 효능

추출부위	특징	대표적 에센셜 오일
꽃	생식기 강화 호르몬 노화 방지 심리적 안정	자스민 로즈 네롤리 일랑일랑 제라늄 라벤더
잎	면역력 호흡기	로즈마리 티트리 페퍼민트 타임 유칼립투스
줄기(나무 속 껍질)	근골격 신체 순환	샌달우드 시더우드 로즈우드
열매	소화기계 작용 이뇨작용	펜넬 주니퍼베리 블랙페퍼
과일 껍질	원기회복 긍정적 감정 신체 순환	레몬 오렌지 만다린
수지	살균 소독 세포 재생 노화 방지	프랑킨센스 미르 벤조인
뿌리	베이스 노트 심리적 안정감 신경계 질환 뇌에 영향	베티버 진저

가장 일반적인 증기 증류(Distillation, 증류법)

식물의 세포 안에 들어 있는 향을 증류해서 에센셜 오일을 추출하는 방법으로는 물 증류법(Water distillation, 100℃ 이하의 온도)과 수증기 증류법(Steam distillation)이 있다.

이 증류법은 가장 오래되고 보편적인 에센셜 오일 추출 방법이며, 증기 추출의 오일은 온도, 압력 및 추출 시간에 따라 품질이 달라진다.

고품질, 고농축의 순수 에센셜 오일을 추출하기 위해서는 많은 경험과 엄격한 추출과정을 준수해야 한다.

식물에 뜨거운 물이나 수증기를 접촉시켜 식물 재료에 포함된 가벼운 화학물질을 증발시킨 다음 냉각 과정을 통해 응축한다.

에센셜 오일은 냉각 시스템을 통과하면서 물과 오일로 구성된 액체가 응축된다. 에센셜 오일이 물보다 가벼워 물 위에 에센셜 오일이 떠서 분리된다. 예외적으로 클로브는 물보다 에센셜 오일이 더 무거워 분리기가 밑에 있고 하단에서 에센셜 오일을 분리한다.

증류법은 에센셜 오일 추출 공정비가 저렴하고 대량의 에센셜 오일 생산이 가능한 장점이 있으며, 반면에 물 증류법은 추출 시간이 오래 걸리고, 원료가 열이나 물로 인해 성분이 파괴될 수 있는 단점을 가지고 있다.

증기 과정에서 로즈(로즈 오토)와 같은 일부 에센셜 오일은 증류 열로 인해 독특한 냄새를 부여하는 일부 화학 물질을 변경시키거나 향기 물질이 파괴되기 때문에 본래의 향과 다른 냄새가 난다.

콜드 프레싱(Cold press, 냉 압착)

콜드 프레싱 추출은 열처리를 할 수 없는 자몽, 버가못, 오렌지, 라임, 레몬 등과 같은 감귤류의 껍질 등을 직접 압착하여 에센셜 오일을 추출하는 방법이다.

이 추출과정은 용매가 사용되지 않는 과정이므로 반드시 유기농 인증을 받은 감귤류 껍질을 사용하여야 한다.

감귤류 껍질에 구멍을 뚫어 껍질에 있는 기름샘을 파열시키는 과정으로, 압착기로 과육을 압착하고 원심분리기에서 고형물을 걸러낸 후 분리된 에센셜 오일을 추출한다.

레몬껍질의 기름샘의 깊이보다 자몽 껍질의 기름샘이 더 깊게 위치 하고 있어, 일반적으로 자몽 에센셜 오일이 레몬 에센셜 오일에 비해 가격이 높다.

용매 추출법(Solvent extraction)

식물 재료와 휘발성 용매(에테르, 핵산, 벤젠, 에탄올 등) 또는 비휘발성 용매(우지;牛脂나 돈지;豚脂)를 혼합하여 가열하고 여과과정을 통해 에센셜 오일을 추출하는 방법으로, 이렇게 추출된 에센셜 오일을 앱솔루트(Absolute)라고 한다.

용매추출은 시간이 오래 걸리고 비용이 많이 들며, 추출과정에서 독성 용매 잔류물이 남아있을 수 있어 독성, 알러지 등을 일으킬 수도 있다.

용매추출법 (Solvent extraction)	
비휘발성 추출법	냉침법(Enfleurage)
	온침법(maceration)
휘발성 추출법	콘크리트(concrete)
	레지노이드(resinoid)

○ 앙플뢰라주(Enfleurage, 냉침법)

앙플뢰라주는 전통적인 추출법으로 열에 불안정한 꽃잎에서 에센셜 오일을 추출할 때 우지나 돈지의 지방을 사용하였다. 흡수한 포마드를 그대로 사용하거나, 지방이 알코올에 용해되는 성질을 이용하여 '앱솔루트'라고 불리는 방향족 에센셜 오일 추출물을 얻는다.

고온에 의해 성분이 파괴되거나 변성되는 재스민 및 튜베로즈, 로즈, 네롤리와 같은 섬세한 꽃에서 향기 화합물인 에센셜 오일을 추출하는 유일한 방법이었다.

이 방법은 시간과 노동력, 비용이 많이 들 뿐만 아니라 에센셜 오일을 추출할 수 있는 양이 매우 적다. 따라서 현재는 거의 사용하지 않고 있다.

○ 온침법(maceration)

유리병 용기에 해바라기씨, 올리브유, 호호바 등의 캐리어 오일에 추출한 식물의 부위를 혼합하여 햇볕이 잘드는 곳에 1~2주 정도 놓고, 반복적으로 추출한 식물의 부위를 걸러내어 다시 넣는 과정을 통하여 에센셜 오일을 추출하지만 순수한 에센셜 오일을 추출할 수는 없다.

○ 콘크리트(concrete)

껍질, 꽃, 잎, 뿌리와 같은 식물성 천연원료에서 휘발성 용매인 에테르, 핵산, 벤젠, 에탄올 등에 추출할 식물의 부위를 담근다.

콘크리트가 녹을 수 있게 약한 열을 가하면 왁스는 남고 방향성 물질은 알코올에 용해되는데, 용해된 알코올에서 냉각과 분리과정을 거쳐 알코올을 제거하여 앱솔루트가 얻어진다.

단점은 용매에 이용되는 성분을 완전히 제거할 수 없어 알레르기를 유발할 수도 있다.

○ 레지노이드(resinoid)

수지(resin)에서 용매 추출로 추출된다. 콘크리트는 살아있는 조직으로부터 추출된다면, 레지노이드는 죽은 유기원료에서 생성된다.

초임계 추출(CO_2, 저온 고압)

초임계 이산화탄소를 선택적 용매로 하여 추출하는 공정을 의미한다.

열에 의해 변성이 되거나 전통적인 방법으로는 얻을 수 없었던 에센셜 오일을 추출할 수 있는 혁신적인 현대적 기술로, 천연원료의 조성에 매우 가까운 질 높은 에센셜 오일 추출물을 생산하기 위해 이산화탄소가 용매로 첨가 및 제거된다.

낮은 온도(임계온도 31℃)에서 이산화탄소에 초임계압력(7.5MPa 초과)을 주어 식물을 추출하는 방법으로, 유기용매를 사용하지 않아 화학 작용이 일어나지 않고, 열에 의한 영향도 받지 않아 고순도의 에센셜 오일이 추출된다.

따라서, 초임계 이산화탄소 추출물은 식물 재료에서 발견되는 더 넓은 범위의 화학 분자를 포함할 수 있는 점에서 증류추출 방법과는 다르다.

같은 식물 종에서 증류추출 방법과 CO_2추출을 통해 얻은 에센셜 오일의 화학적 구성이 다를 수 있다.

성분	특징
알데하이드 (Aldehyde)	• –de(aldehyde), al로 끝나는 성분 • 신경계 안정, 항염증 작용과 살균 작용이 있으나 공기에 노출되면 쉽게 산화되는 단점이 있다. • 상쾌한 감귤향을 가지고 있으며 레몬그라스, 레몬 등에 들어있다.
테르펜 (Terpen)	• –ene로 끝나는 성분 • 박테리아 및 곰팡이균 퇴치와 바이러스균을 살균하는 작용을 한다. • 오렌지, 레몬, 파인, 사이프러스, 시더우드 등에 들어있다.
알코올 (Alcohol)	• –ol로 끝나는 성분 • 수렴 작용과 토닉의 효과로 탄력 강화작용이 있다. • 코리안더, 페티그레인, 로즈, 팔마로사, 유칼립투스, 로즈우드 등에 함유되어 있다.
에테르 (Ether)	• ether 또는 –oxy, ole로 끝나는 성분 • 진경, 진통, 항균 작용이 있으나 과다한 양의 에테르는 경련을 동반하고 신경에 독성을 미칠 수 있다. • 바질, 넛맥, 펜넬 등에 함유되어있다.
옥사이드 (Oxide)	• –ol 또는 oxide로 끝나는 성분 • 담을 제거해주고 점액질을 묽게 희석시켜 폐와 기관지를 깨끗하게 하는 효과가 있다. • 유칼립투스, 페퍼민트, 로즈메리 등에 있다.

에스테르 (Ester)	• –ly ate로 끝나는 성분 • 일반적으로 과일향과 향기로운 향을 지니고 있어 향수에 널리 사용되고 화장품 성분으로도 사용되며, 안전하며 낮은 독성을 가지 있으며 진경, 진정 균형, 토닉 작용을 한다. 라벤더, 재스민, 일랑일랑, 제라늄, 팔마로사, 로만캐모마일, 페티그레인 등에 있다.
페놀 (Phenol)	• –ol, ole로 끝나는 성분 • 박테리아를 즉시 사멸시키는 살균 특성 때문에 최초의 멸균제로 사용되었다. 가장 강력한 방부, 살균 효과를 가지며 저농도로 단기간 사용해야 한다. 기생충 제거와 박테리아 및 곰팡이균을 살균한다. • 타임, 클로브, 블랙페퍼 등이 있다.
케톤 (ketone)	• –one로 끝나는 성분 • 신경 독성을 가진 세이지, 머그워트, 웜우드 오일을 제외하고는 비교적 안전하게 사용할 수 있다. 로즈마리의 경우 셀룰라이트와 독소 배출에 효과가 있으며, 일반적으로 케톤은 상처 치료, 항출혈, 항바이러스, 점액질 제거 효과가 있다. • 히솝, 프랑킨센스 등에도 들어있다.

6. 아로마테라피 작동원리

○ 대뇌변연계(limbic system)

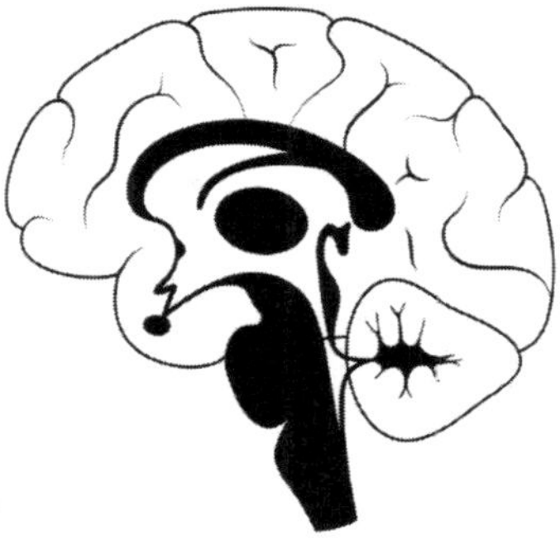

콧구멍을 통해 흡입된 향기를 들이마시면 향기 분자가 후각 신경 시스템의 작동으로 뇌로 메시지를 보내는 후각 수용체라는 코의 영역을 활성화한다. 감정을 조절하는 편도체(amygdala), 새로운 정보의 기억을 처리하는 해마(hippocampi), 심장 박동 수, 혈압, 호르몬 수치, 스트레스 수준 등을 조절하는 시상하부 등이 포함된 대뇌변연계 같은 뇌의 특정 영역에 영향을 준다. 뇌에 작용한 에센셜 오일은 혈액을 통해 빠르게 배출되어 부작용을 최소화한다.

○ 폐 흡수

에센셜 오일의 향기 분자는 우리의 입을 통해 폐로 들어간다. 따라서 우리가 에센셜 오일의 향기를 들이마시면 이 분자들은 후각계 뿐만 아니라 호흡계에도 영향을 미칠 수 있다. 이는 에센셜 오일의 향기를 흡입하면 호흡기 질환에 도움이 될 수 있음을 의미한다.

폐로 흡수된 미량의 에센셜 오일은 신장, 간장에서 해독과 대사 과정을 거쳐 땀, 배뇨, 날숨 등의 형태로 완전히 배출된다.

○ 피부 흡수

에센셜 오일은 피부의 모공, 땀샘, 표피를 거쳐 진피, 모세혈관과 림프계, 순환계로 흡수되며, 일반적으로 15~20분 후면 혈액으로 퍼진다. 신체에 흡수된 에센셜 오일은 땀, 배뇨, 호흡 등의 방법으로 체외로 배출되어 신체 내에 축적되지 않는다.

일반적으로 에센셜 오일은 국소적 마사지, 목욕 및 스킨케어 등의 방법으로 피부를 통해 흡수되어 혈액순환을 촉진, 노화 관리, 세포재생 등에 영향을 미친다.

○ 복용

고농축 에센셜 오일을 복용하여 소화기관으로 흡수될 경우 소화관의 점막을 강하게 자극하고, 신체에 에센셜 오일의 용량이 급격히 높아져 신진대사에 부담이 가중될 수 있으므로, 에센셜 오일의 복용은 일반적으로는 금지되며, 필요시에는 충분한 지식을 가진 아로마테라피스트, 의사 등의 상담이 필요하다.

에센셜 오일의 흡수 경로 및 작용	
기체	• 폐: 폐포 →혈액: 기관, 조직 • 코: 후각신경 → 대뇌변연계 • 시상하부: 뇌하수체(교감, 부교감 신경)호르몬, 소화기관, 생식기관 • 대뇌피질: 판단, 창의력, 생각
액체	• 피부: 표피→ 진피 →모세혈관, 림프 순환 → 전신 순환 • 혈액: 기관, 조직

7. 에센셜 오일의 사용방법

아로마테라피의 치료적 효과를 얻기 위해서 가장 우선시되는 것은 에센셜 오일을 사용하고자 하는 목적의 인식과 사용자의 신체적 건강상태가 충분히 고려되어야 한다. 더불어 사용자 개인의 향 선호도를 고려하는 것도 중요하다.

단일 에센셜 오일은 그 자체만으로도 강력하지만, 서로 다른 3~5개의 에센셜 오일의 블렌딩 결합은 단일 에센셜 오일 효과보다 더 큰 시너지 효과를 얻어낼 수 있다. 블렌딩(혼합)할 때 유사한 화학 성분의 에센셜 오일을 선택하여 블렌딩하면 효과가 더 높게 나타난다.

예를 들어, 모노테르펜 알코올에 속하는 리날롤이 많이 함유된 로즈우드, 호우드, 마조람을 블렌딩하면, 이완을 증폭시켜 수면과 진정에 시너지 효과를 낼 수 있다.

○ 확산과 흡입

에센셜 오일 향기를 공기 중으로 방출 및 전달하는 방법으로 에센셜 오일의 향기 분자를 코로 빠르게 직접적으로 흡입하면 미생물 감소와 정서의 안정 변화에 효과적이다.

에센셜 오일을 쉽게 공기 중으로 확산시킬 때 사용할 수 있는 방법으로는 캔들, 가습기, 디퓨저 등을 이용하는 방법이 있다.

매우 간단한 적용 방법으로, 선호하는 에센셜 오일 3~5방울을 디퓨저, 가습기 등에 추가한 다음 증기를 확산시킨다.

휘발성 에센셜 오일 흡입은 호흡기를 통해 폐로 들어가 혈류를 확장 시키는 좋은 방법이다. 에센셜 오일 1~3방울 정도를 뜨거운 물에 떨어뜨려 손으로 컵과 코 주위를 동시에 감싸고 눈을 꼭 감은 후 1분 정도 증기를 흡입하거나, 티슈나 손수건에 에센셜 오일을 1~3방울 떨어뜨려 코에 대고 흡입한다. 또는 외출 시 옷깃에 1~2방울 떨어뜨려 준다.

그 외에도 베개에 1~3방울 떨어뜨리는 방법으로 불면증 완화 및 수면의 질 향상을 기대할 수 있다.

○ 마사지

아로마테라피 마사지는 고농축 에센셜 오일을 다양한 캐리어 오일에 희석하여 사용한다. 마사지는 혈액순환을 개선하여 에센셜 오일의 흡수를 증가시키며 심신을 이완시키고 원기를 회복시킨다. 그러나, 희석되지 않은 고농축 에센셜 오일을 피부에 직접 바르는 것은 피부에 자극을 줄 수 있고, 잠재적으로도 위험할 수 있다.

일반적으로 페이스는 1~2%, 바디는 2~3% 캐리어 오일에 희석하는 것이 좋다.

○ 목욕법

에센셜 오일 8~10방울을 목욕물에 떨어뜨린 후 20~30분 정도 반신욕을 한다. 입욕 시 에센셜 오일은 피부와 코를 통해 동시에 흡수된다.

○ 피부에 국소적 적용

고체 향수, 샴푸, 액체비누, 구강 세정제, 치약, 데일리 스킨 세럼, 바디로션, 페이셜 스크럽 등에 첨가할 수 있다. 휘발성 에센셜 오일은 지용성 성분으로 피부막 통과가 매우 쉽다.

8. 에센셜 오일 구입 시 주의사항

○ 에센셜 오일 품질 선별 방법

아로마테라피의 약리적, 병리적 효과를 위해서는 에센셜 오일의 품질이 매우 중요하다. 그러나, 에센셜 오일을 과학적으로 인증하는 규제는 미비하다.

프레그런스 오일(fragrance oils, 향수 오일)은 식품, 향수, 화장품, 비누 등에 사용되는 향료로, 천연 에센셜 오일의 향을 모방하여 실험실에서 제조된 향 혼합물인데, 향은 좋으나 치료에 유익한 천연 화합물은 포함되어 있지 않다. 인공 물질로 희석되기 때문에 생산 비용이 저렴하고 향에 민감한 경우 사용에 신중해야 한다.

따라서, 에센셜 오일을 구매할 때는 에센셜 오일 병 라벨에 라틴어 이름과 일반 이름이 나열되어 있지 않고, '향기 오일'이 명시되어 있다면 합성 향이 혼합되어 있을 가능성이 있으므로 향수 오일이 아닌 순수한 에센셜 오일인지 확인이 필요하다.

에센셜 오일의 가격이 매우 저렴한 경우에도 주의해야 할 사항이다. 그밖에 에센셜 오일 용기는 드랍퍼(dropper)가 부착된 차광병에 담겨있어야 한다.

성장 조건(온도, 물, 습도, 토양 조건, 분뇨 수준 등), 수확 시기, 허브의 토양, 기후 등의 자연환경에 따라 에센셜 오일의 화학 성분과 향기 등 품질의 차이를 보이므로 원산지를 반드시 확인해야 한다.

현재로서는 치료등급으로 인증하고 규제하는 법적 기준이 매우 미비한 실정이다. 현재 에센셜 오일은 미국 식품의약국(Food and Drug Administration,

FDA)의 규제를 받지 않는다.

그러므로, 첨가물이나 합성 성분을 포함하지 않는 인증된 순수 에센셜 오일을 구입하기 위해서 판매자에게 에센셜 오일의 화학적 성분을 보여주는 GC/MS(가스 크로마토그래피 및 질량 분석) 등의 테스트 결과의 제공을 문의하는 것도 좋은 방법이다.

○ 에센셜 오일의 보관

에센셜 오일은 빛과 열, 습기 및 산소에 매우 민감하여 품질이 쉽게 손상될 수 있으므로, 반드시 차광병에 보관하여야 하며 사용 후에는 뚜껑을 닫아두어야 한다.

9. 에센셜 오일 사용 시 유의사항

○ 아로마 에센셜 오일은 피부에 직접 바르지 않고, 캐리어 오일에 희석하여 사용한다.

고농축된 에센셜 오일 한 방울은 사람들의 예상보다 훨씬 더 강력하기 때문에, 에센셜 오일을 피부에 직접 바르면 염증을 일으킬 수도 있고 예상하지 못한 민감한 반응을 일으킬 수 있다. 희석한 마사지 오일도 눈, 코, 입 등 피부가 약한 곳에는 바르지 않는 것이 좋다.

또한, 시트레스 계열(레몬, 오렌지, 버가못 등)의 에센셜 오일은 자외선에 노출될 경우 일광 화상 및 피부를 더욱 민감하게 만들 수 있다.

(단, 라벤더와 티트리는 예외로 피부에 직접 발라도 괜찮다.)

○ 에센셜 오일의 희석농도를 지킨다.

에센셜 오일을 희석할 때, 너무 진한 농도로 희석하면 두통을 일으키거나 의식이 몽롱해질 수도 있다.

일반적으로 페이스용은 1~2%, 바디용은 2~3%의 희석농도로, 건강한 성인을 기준으로 최대 5%까지 희석농도를 권장한다.

○ 같은 오일을 3개월 이상 사용하지 않는다.

한 가지 오일을 오랫동안 사용하면 피부에 부작용이 생길 수 있다. 3개월에 한 번씩 2주 정도 휴식 기간을 두는 것이 좋다.

○ 에센셜 오일의 구강 섭취, 삼키는 것은 피해야 한다.

에센셜 오일은 원칙적으로 음용하지 않지만, 음용을 하게 되는 경우 전문가의 엄격한 지도하에 실시한다.

고농축 형태의 에센셜 오일은 신장 및 신경계, 간 등에 손상을 끼칠 수 있고, 다른 약물과의 상호작용이 일어날 수 있다.

○ 서늘하고 건조한 곳에 보관한다.

뚜껑을 닫아 빛이 통하지 않는 병에 넣어 서늘하고 건조한 곳에 보관한다. 감귤 에센셜 오일은 냉장 보관할 때 1년 정도, 일반적인 에센셜 오일의 경우 2~3년간 보관할 수 있고, 희석한 오일은 같은 방법으로 보관하되 3개월 이전에 쓰는 것이 좋다.

○ 불 가까이 두지 않는다.

에센셜 오일은 휘발성이 강하므로 불 가까이에 두면 위험하다

○ 임신 중, 모유 수유, 어린이, 노약자는 에센셜 오일의 종류와 사용농도에 주의해야 한다.

건강상에 문제가 있는 경우에는 의사와 상담 후 에센셜 오일을 사용한다.

10. 캐리어 오일(Carrier oil)

캐리어 오일은 향이 거의 없어 고농축 에센셜 오일의 향을 유지시킬 수 있고, 에센셜 오일과는 달리 휘발성이 없고, 피부 친화력이 뛰어나다. 또한, 부드러운 발림성 및 퍼짐성이 우수하여 에센셜 오일의 유용한 성분을 피부 깊숙이 빠르게 효과적으로 전달할 수 있다.

캐리어 오일은 각각의 특성과 효능을 가지고 있어 사용 목적에 따라 캐리어 오일에 에센셜 오일을 희석하여 피부에 자극을 최소화하고, 증발 속도를 줄여 지속성을 높이며, 피부에 안정적으로 적용한다.

주요 캐리어 오일로는 호호바, 스위트 아몬드, 해바라기, 포도씨, 코코넛, 아보카도, 올리브, 로즈힙, 아르간, 동백 오일 등이 있다.

대개는 식물의 씨앗, 열매 등에서 냉압착법(cold-press)으로 추출하고, 일부 오일은 다른 식물성 오일에 재료를 담갔다가 추출하는 인퓨즈드(Infused) 방법으로 추출하기도 한다.

○ 호호바 오일 (Jojoba oil, *Simmondsia chinensis*)

수백 년 동안 피부 질환에 사용되어온 호호바는 남부 캘리포니아와 미국 남서부 전역에서 발견되는 호호바 관목에서 추출한 오일로서 씨앗은 밀랍 같은 질감을 가지고 있다.

호호바는 에이코센산(eicosenoic acid;오메가-9, 불포화지방산)을 65~80% 포함하고 있다. 이는 인체의 피지(sebum)와 유사한 구조로 매우 안정적인 액체 왁스(왁스에스테르) 형태이다.

호호바는 녹는점이 11.5℃로 일반적으로 약 10℃ 이하로 온도가 낮아지면 굳는 성질을 가지고 있다.

비타민 E(토코페롤), 비타민 B 및 아연, 아미노산, 올레산(oleic acid,오메가-9), 지방산 등이 풍부한 호호바는 피부에 바르면 피부에 필요한 수분을 공급하여 피부장벽을 개선시키고, 콜라겐 생성을 촉진하여 잔주름과 주름을 줄이고 피부 노화를 늦추며, 탄력을 증가시킨다.

뛰어난 항염작용으로 박테리아 증식을 억제하고, 피지 밸런스를 도와 피부 진정과 여드름 완화에 효과적이며, 피부의 튼살, 습진, 건선 등과 같은 피부 병변을 줄일 수 있다. 또한, 호호바는 모발에 수분을 공급하여 건조함의 개선으로 탈모를 감소시키며, 비듬과 두피 가려움을 완화 시킬 수 있다.

○ 아보카도 오일(Avocado, *Persea americana*)

아보카도는 '악어 서양배(alligator pear)'라는 별명을 가지고 있는 과일로, 아보카도의 과육에서 냉압착법으로 추출된다.

베타카로틴 및 비타민 A, B, E 등이 매우 풍부하게 함유되어 있으며, 산화 속도가 느려 직사광선을 피하고 서늘한 곳에 보관할 경우 1~2년 정도 보관이 가능하다.

인도 의학 아유르베다에 따르면 아보카도는 설사를 완화하고, 탈모를 방지하여 건강한 모발 성장의 촉진 등에 효능이 있다고 하였다.

아보카도는 '숲속의 버터'라는 별명처럼 피부에 바르면 끈적임이 있고 다소 무겁게 느껴지는 특성이 있다.

아보카도의 항산화제 효능은 콜라겐을 강화하여 피부의 잔주름과 노화 주름을 줄이고 탄력과 매끈함이 유지되도록 한다.

아보카도에 함유된 리놀레산(오메가-6), 올레산(오메가-9) 등은 피부재생을 도와 베이거나 긁힌 상처의 빠른 회복을 돕는다.

기저귀 발진, 건선, 습진, 건성 피부에 매우 효과적이나, 피지 생성을 증가시킬 수 있으므로 여드름 피부에는 주의가 필요하다.

○ 아르간 오일(Argan, *Argania spinosa*)

'신이 주신 오일'이라고 불리는 아르간은 모로코가 원산지이고, 아르간 나무의 열매 속 씨에서 추출한다.

올리브오일 보다 2배 이상 함유된 비타민 E(토코페롤, 항산화제)와 불포화지방산인 리놀레산, 올레산이 매우 풍부한 오일이다. 아르간에 풍부하게 함유된 비타민 E는 콜라겐 생성을 강화하여 튼살 개선, 잔주름 및 주름 개선, 피부 탄력 개선 등의 이점을 준다. 뿐만 아니라, 아르간의 페놀 성분은 두피의 모낭을 강화시켜 모발을 풍성하게 자라게하는데 도움을 준다.

리놀레산은 염증 감소, 피부 수분 증가, 모공 강화, 피지의 균형 유지 등의 효능으로 여드름 피부에 도움을 주며, 습진, 피부염 등의 증상을 빠르게 회복시켜 준다.

○ 윗점(Wheat germ, *Triticum durum, T. aestivum*)

윗점(맥아유)은 밀 한 알당 약 3%로 차치하는 비율이 매우 적은 배아(germ)에서 용매추출방법으로 오일을 추출한다.

윗점은 천연 비타민 A, B, D, E, 단백질 및 레시틴, 미네랄 등이 풍부하며, 특히 옥타코사놀(octacosanol)이 함유되어 있어 축적된 젖산의 수치를 낮추어 근육 통증 완화로 피로회복에 도움을 준다.

윗점이 가지고 있는 풍부한 비타민 E와 항균제는 비듬, 탈모 등의 개선으로 효율적인 모발 관리에 도움이 된다. 건조한 피부를 촉촉하게 하여 피부를 부드럽고 유연하게 하고, 피부의 콜라겐과 엘라스틴 생성을 촉진시켜 피부의 잔주름 및 노화 주름을 완화시켜 노화 징후를 늦출 수 있게 해준다. 또한, 피부의 세포재생 능력으로 여드름과 상처 피부에 효과적으로 적용할 수 있다.

천연 항산화제(지용성 비타민 E)인 윗점은 천연 방부제로 다른 캐리어 오일 및 에센셜 오일의 산화와 부패를 늦추는데 효과적이다. 윗점 단독 사용보다는 다른 캐리어 오일과 혼합하여 사용한다. 밀에서 추출된 오일이므로 글루텐 알러지가 있는 사람은 미리 소량을 귓불 뒤, 팔 안쪽에 발라 자극이 없는지 패치 테스트 후 사용을 권장한다.

○ 로즈힙(Rosehip, *Rosa canina or Rosa rugose*)

고대부터 식용과 약용으로 사용되어온 로즈힙은 뛰어난 치유력으로 인하여 고대에는 '액체 태양'이라고 불렀다. 주로 안데스산맥, 아프리카, 유럽에서 야생으로 자라는 장미과의 낙엽 관목으로서 꽃에서 자라는 과일 씨에서 냉압착 또는 용매추출법으로 오일을 얻는다.

'의학의 아버지', 히포크라테스(460-377 BCE)는 로즈힙의 항염 효과 특성에 감탄했으며, 17세기 영국의 약초학자 겸 의사인 니콜라스 쿨페퍼(Nicholas Culpeper, 1616-1654)는 배앓이 완화와 배뇨를 촉진하는데 사용하였다.

제2차 세계 대전 중 영국이 감귤류를 수입할 수 없게 되자 정부는 비타민 C의 결핍으로 발병하는 괴혈병을 막기 위해 로즈힙을 시럽으로 만들어 비타민 C 및 기타 영양소의 공급원으로 사용하였다.

아로마테라피에서 로즈힙 오일에는 슈퍼 오일로 콜라겐 생성을 촉진하는데 도움이 되는 비타민 C가 풍부하게 함유되어 있어, 주름, 피부 노화, 색소 침착 등을 줄이고 피부에 수분을 공급하여 피부 탄력과 피부 결을 부드럽고 촉촉하게 유지해 준다.

필수 지방산인 올레산과 리놀렌산이 높게 포함되어 있어 켈로이드(keloid)의 형성을 억제하면서 새로운 피부 세포재생을 촉진시켜 화상과 상처의 흉터 감소 및 튼살 형성의 최소화 등에 효과적이다.

특히, 로즈힙에는 강력한 항산화 성분인 안토시아닌과 폴리페놀이 풍부하게 함유되어 있어 스테로이드성 항염증제의 대안으로 골관절염을 예방하고 통증을 줄이는데 큰 효능을 부여하며, 호흡수, 혈중 산소 포화도 및 수축기 혈압을 크게 감소시켜 스트레스를 완화시키며 분노와 흥분된 감정을 조절하는데 도움을 준다.

로즈힙은 다양하고 뛰어난 치유 효과를 자랑하지만, 가격이 비싸고 산패가 빠르게 진행되는 단점이 있어 소량을 구입하고 반드시 냉장보관을 추천한다.

○ 포도씨 오일(Grapeseed, *Vitis vinifera*)

아유르베다 의학에서는 포도씨유는 과일 중 가장 우수하다는 의미로 'Drakshaa Phalottamaa'라고 하였다.

포도씨를 씻어서 냉압착 후 정제된 포도씨유는 향이 없고 매우 가벼운 캐리어 오일 중 하나이다.

피부에 빠르게 흡수되어 유분이 남지 않기 때문에 여드름이 많은 지성 피부에 효과적이며, 모공을 정화시켜 피지 생성의 균형을 유지하며, 피부를 밝고 투명하게 만든다.

풍부한 비타민 E를 포함하고 있어 피부 주름 생성을 늦추고, 우수한 보습력은 피부 탄력을 증가시키며, 상처치유 효과를 가지고 있다.

○ 스위트아몬드(Sweet almond, *Prunus amygdalus*)

아몬드 나무는 원래 중동 지역이 원산지였으나, 현재는 캘리포니아가 세계 최대 아몬드 생산국이다. 잘 익은 스위트아몬드를 압착하여 최소한의 열로 오일을 추출한다.

아몬드에는 비타민 A와 E, 마그네슘, 아연, 인 및 불포화지방산인 리놀레산 등이 풍부하게 함유되어 있어, 노화의 징후 감소, 여드름 치료, 흉터 완화 등에 도움이 된다. 아몬드는 비타민 B-7 또는 비오틴이 풍부하여 손상된 모발 관리에도 효과적이다.

견과류에 알레르기 반응을 보인다면 오일을 얼굴에 바르기 전, 손목이나 팔

꿈치 안쪽에 패치테스트 후 사용해야 한다.

○ 동백 오일(Camellia, *Camellia japonica*)

장수의 상징인 동백은 일본어로 '츠바키(tsubaki); 빛나는 잎사귀'란 뜻을 가지고 있으며, 동백의 씨앗은 냉압착 방법으로 오일을 추출한다.

동백은 약 250 여종이 있으며, 우세종 동백(일본 동백)에는 피부 지질 성분과 유사한 올레산이 80% 이상 함유되어 있으며, 비타민 A, B, E, 칼륨, 아연, 칼슘, 철, 마그네슘, 망간 및 스쿠알렌과 같은 성분들이 포함되어 있다.

수 세기 동안 일본의 게이샤(geisha, 芸者)들은 동백오일을 이용하여 진한 메이크업을 지우고, 피부 깊숙이 영양을 공급하여 맑고 투명한 도자기 같은 얼굴과 빛나고 건강한 머리카락을 유지한 것으로 유명하다.

동백 오일에 포함된 풍부한 불포화지방산 올레산(오메가 9)은 피부 깊숙이 침투하여 영양소를 전달하는 놀라운 능력으로 피부에 부드럽고 빠르게 스며들며, 가볍고 번들거리지 않는 오일로 피부를 부드럽게 조여 매끄럽고 탄력 있게 가꾸어 주며, 피부 각질층의 수분손실을 막고 유·수분 밸런스를 맞추어 건조하고 갈라진 피부를 치유한다.

고대부터 모발 관리에 탁월한 효능을 지닌 동백 오일은 두피에 수분과 영양을 공급하여 건조하고 갈라지는 푸석한 손상 모발, 건조한 두피 등에 연화(회복&복구)제로 사용되었다. 뿐만 아니라, 부서지기 쉬운 약한 손·발톱에도 유용하게 사용되었다.

동백 오일은 깃털처럼 가볍고 고급스러운 질감을 가지고 있으며, 피부에 번들거림 없이 빠르게 흡수되고, 풍부한 영양성분이 함유되어 있어 스위트 아몬드처럼 안전하게 유아나 어린이 마사지 오일로 사용하기에 좋다.

Tip.

정제(refined) & 비정제(unrefined)

정제는 원료의 냄새, 인지질 등의 불순물을 제거하는 과정을 거친다. 색상을 제거하기 위해 표백제를 사용하고, 사용 기간을 연장하기 위해 보존제를 첨가하고, 탈취를 위해 화학적 처리 과정 등을 거친다.

정제는 보관이 용이하며, 향과 색 등이 강하지 않고, 냉압착보다 많은 양을 얻을 수 있다. 그러나, 정제 과정에서 천연의 좋은 영양소가 제거되며, 오일 특유의 성질도 변화될 수 있다.

비정제는 '엑스트라 버진(과육에서 처음 추출한 가장 신선한 상태의 오일)', '골든'으로 불리며, 생산과정에서 최소한의 정제를 하므로, 원료 특유의 성분을 최대한 함유하는 자연 오일 상태로 정제 상품에 비해 단가가 높다.

11. 인퓨즈드 오일(Infused oil)

인퓨즈드 오일은 꽃, 허브 또는 향신료가 가진 놀라운 치료 효능을 떨어트리지 않고 최대한 살리기 위해, 가열하거나 햇볕이 잘 드는 곳에 두어 영양성분이 풍부한 캐리어 오일로 우려내는 것이다.

인퓨즈드 오일을 만드는 방법으로는 온침법(Hot infuded method)과 냉침법(Cold infuded method)이 있다.

주요 인퓨즈드 오일로는 아르니카(Arnica oil), 칼렌둘라, 세인트 존스 워트 등이 있다.

○ 온침법

1. 캐리어 오일에 꽃, 허브, 향신료가 잠길 정도로 프라이팬이나 냄비에 넣고 5~10분간, 50~65℃ 정도의 낮은 온도로 가열하고 잘 섞이도록 저어준다.
2. 꽃, 허브, 향신료가 캐리어 오일(코코넛, 해바리기 오일, 올리브 오일, 아보카도, 포도씨 오일 등)에 잘 우려 나도록 1~2시간 정도 담가둔다.
3. 완성되면 무명천, 커피 필터, 체 등을 이용하여 찌꺼기를 걸러내고 침출된 오일은 살균 소독 건조된 차광병에 넣어 그늘진 곳에 보관한다. 이때 병 입구는 산소와 접촉을 차단하기 위해 단단하게 밀봉한다.

○ 냉침법

1. 유리병에 불순물을 씻고 수분을 완전히 제거한 허브를 넣고 잠길 정도로

캐리어 오일(해바리기, 올리브, 아보카도, 포도씨 오일 등)을 부어준다.

2. 이때 곰팡이나 균의 번식을 막기 위해 무수에탄올 또는 비타민 E, 윗점을 넣어준다.
3. 햇볕이 잘 드는 따뜻한 곳에 2~4주 정도 놓아두고, 허브와 오일이 완전히 섞이도록 수시로 병을 흔들어 준다. 2~4주 후에 찌꺼기는 체로 걸러낸다.
4. 보관을 위해 차광병에 넣은 후, 병에 날짜와 성분을 표시하여 보관한다. 사용되는 병은 세척 및 소독 후 완전히 건조시켜야 하며, 산패되거나 곰팡이나 박테리아가 번식하기 쉬우므로 오일에 수분이 유입되지 않도록 하는 것이 중요하다. 일반적으로 3~6개월 사용이 가능하며 천연 비타민 E를 2~3방울 정도 첨가하면 사용 기간을 2~3개월 연장할 수 있다.

○ 세인트 존스 워트(St. John's wort, *Hypericum perforatum*)

세인트 존스 워트(하이퍼리쿰)는 밝은 노란색의 5개의 꽃잎을 가진 별모양의 꽃이 피며, 성자 요한의 탄생일인 6월 24일(St. John's day, St.-John's wort) 또는 그 무렵에 꽃이 핀다는 사실에서 이름을 가져왔다.

수 세기 동안 악마를 물리치고 불안한 마음을 치료해 준다고 믿어졌고, 중세에는 '마귀 쫓는 풀(flug daemonum)'이라고 불리었다.

노란색 꽃 색깔을 가졌지만 추출된 오일은 붉은색을 띤다. 세인트 존스 워트의 주성분인 하이퍼리신(hypericin)과 하이퍼포린(hyperforin)은 가벼운 우울증, 신경쇠약, 피부염증 등에 치료 효과를 가지고 있다.

붓기를 빠르게 제거하여 신경통, 근육통, 류머티즘 통증 감소뿐만 아니라 요통 및 염좌, 화상, 치질 등의 치료에 탁월한 효과를 보인다.

피부의 곰팡이 및 박테리아 감염 예방과 지혈작용으로 궤양, 경미한 상처, 종기나 피부 상처 치료 등에 효과적이다.

Tip.

세인트 존스 워트 인퓨즈드 오일 만들기

1. 세인트 존스 워트 꽃을 따서 수분을 모두 증발시키고 소독된 병에 넣고, 올리브 또는 스위트아몬드 오일에 담근다.
2. 병을 단단히 밀봉하고 햇빛이 충분히 들어오는 창가에 두고 2~3일 마다 가볍게 병을 흔들어 준다.
3. 4~5주 후에 녹황색 혼합물이 붉게 변하면 오일에서 꽃을 걸러내고 직사광선을 피해 서늘하고 건조한 곳에 보관한다.

○ 금잔화(Carlendula, *Calendula officinalis*)

금잔화(카렌듈라, 금송화)는 수 세기 동안 천연 방부제, 항진균제 및 강력한 항염 특성, 피부 질환 및 감염치료를 위해 널리 사용되어왔다. 여드름 피부, 습진, 화상, 민감한 피부, 생식기 포진 염증, 기저귀 발진 등에 놀라운 효과가 있다. 어린이도 안전하게 사용할 수 있다.

Tip.

카렌듈라 인퓨즈드 오일 만들기

냉침법

1. 유리병에 말린(수분을 제거한) 카렌듈라를 2/3가량 채운다.
2. 병에 캐리어 오일(올리브 오일, 포도씨 오일 등)을 카렌듈라가 완전히 잠길정도로 붓는다.
3. 병뚜껑을 단단히 밀봉하고, 캐리어 오일과 카렌듈라가 잘 섞일 수 있도록 저어준다.
4. 햇볕이 잘 드는 창 쪽에 두고 하루에 2~3회 정도 흔들어 준다.
5. 4~6주 후, 무명천, 커피 필터, 체 등을 이용하여 찌꺼기를 걸러낸다.
6. 완성된 인퓨즈드 오일을 소독 및 건조된 병에 담그고 만든 날짜, 캐리어오일의 종류, 허브 종류, 사용기한 등을 작성한 라벨을 부치고 서늘한 곳에 보관한다.

※ 비타민 E를 1% 농도로 추가하면 오일의 저장 기간을 연장

12. 하이드로 졸 (Water solution)

하이드로졸(hydrosol)은 신선한 꽃, 잎, 과일 껍질 등으로 에센셜 오일을 추출한 후 남은 물로, 식물 재료에서 에센셜 오일 추출 증류 과정에서 사용되는 물과 재료의 방향성 물질이 소량 혼합된 것이다.

하이드로졸은 수용성 성분과 에센셜 오일의 지용성 성분을 포함하고 있으며, 일반적으로 '꽃의 물, 플로럴 워터(flower water)'또는 '하이드로 플로레이트'라고 불린다.

하이드로졸은 에센셜 오일과 마찬가지로 유사한 치료적 특성을 가지고 있으나, 식물의 모든 에센셜 오일보다 높은 수분함량의 형태로 매우 순하고 매우 부드러운 향을 지니고 있으며, 별도의 희석 단계 없이 피부에 직접 바를 수 있다.

하이드로졸은 일상생활에서 피부의 영양 공급, 염증 완화 등의 목적으로 세안 전·후에 피부 잔여물의 제거, 피부의 진정과 손실된 수분을 보충하기 위한 미스트, 피부의 pH 밸런스를 위한 스킨으로 사용할 수 있다.

Tip.

위치 헤이즐

부드러운 수렴제로 피부를 정화하고 피지 생성을 조절하며 피부의 pH 균형을 회복시키는 토너로 사용할 수 있다. 지성 또는 여드름 피부, 항염 완화, 피부 진정 등에 도움이 된다.

13. 식물 명명법(Botanical)

식물을 구별하여 질서를 부여하는 방법으로 에센셜 오일을 명확하게 구분할 수 있다.

두 식물이 동일한 식물 이름으로 사용되지 않도록 국제식물명명규약에 따라 사용되는 식물의 이명법으로 속명(명사) + 종명(형용사) 순서로 라틴어로 표기된다. 속이 가족(family)이라면 종은 형제자매라고 할 수 있다.

1. 속 : 이름의 앞부분으로 속은 **항상 대문자**로 표시
2. 종 : 이름의 두 번째 부분으로 **종은 항상 소문자**로 표시하며, 해당식물 종의 특성이나 특징을 설명한다.
3. 전체 식물명은 **이탤릭체**로 표기한다.

카모마일을 예로 들면,

	Chamomile	
	German Chamomile	Roman Chamomile
학명	*Matricaria recutita*	*Chamaemelum nobile*
	속 종	속 종

일반적으로, '카모마일'이라고 부르지만 저먼 카모마일과 로만 카모마일은 화학적 구성성분과 치료적 효능의 차이가 엄연하다.

Tip.

스웨덴의 식물학자 칼 폰 린네(Carl Von Linnaeus, 1707. 5.23~1778.1.10)가 1758년 해부학적 특성 기준으로 생물의 종(種)과 속(屬)으로 생물 분류법의 기초를 마련했다

14. 에센셜 오일의 케모타입(Chemotype, ct)

속(屬)과 종(種)은 같은 식물이라도 토양, 일조량, 고도, 지리적 위치 등과 같은 생육 환경에 따라 화학적 구성과 조성이 달라진다. 이로 인하여, 향과 치료적 효능, 안정성 등이 달라질 수 있다.

즉, 케모타입은 화학적 변이로 인해 다양한 유형의 에센셜 오일이 화학적으로 구별되는 화학형(chemotype, ct)이라고 하며, 대표적인 케모타입(ct)으로는 라벤더, 페퍼민트, 멜리사, 로즈마리, 타임(백리향), 바질, 세이지 등이 있다.

케모타입(화학형)은 생물학적 측면에서 표현형은 가소성보다는 유전적 다양성을 반영하며, 케모타입의 명확성을 부여하고자 가장 뚜렷하게 대표되는 화합물 중 1~2개의 이름을 따서 명명된다.

타임(백리향)의 *Thymus vulgaris*의 케모타입(ct)은

① *Thymus vulgaris* ct. linalool

② *Thymus vulgaris* ct. geraniol

①과 ②의 구분은 linalool과 geraniol 성분이 두드러지게 포함되고 안 되고의 차이이다.

예로, 한 지역에서 재배된 로즈마리와 다른 지역에서 재배된 로즈마리에서는 매우 다른 화학적 성질을 가진 에센셜 오일이 추출되며 효능과 성질이 다른 케모타입으로 분류된다.

로즈마리(*Rosmarinus officinalis*) 케모타입		
케모타입		특징
1.8-시네올	*Rosemarinus officinalis* ct. cineol	• 1,8 cineole 함량이 높음 • 점액 감소효과
버베논	*Rosmarinus officinalis* ct. verbenone	• 버베논과 피넨 함량이 높음 • 세포재생, 간기능 개선효과
장뇌	*Rosmarinus officinalis* ct. camphor-borneol	• 켐퍼 함량이 높음 • 근육통과 통증에 효과적임

Tip.

교배(x)분류

두 식물의 자연적, 인공적인 교배(x)로 새로운 식물을 만든다.

종류	교배종	교배
Lavandin	*Lavandula x intermedia*	*Lavandula angustifolia(트루 라벤더)* + *Lavandula latifolia(스파이크 라벤더)*
peppermint	*Mentha x piperita*	*Mentha spicata* + *Mentha Aquatica*

15. 에센셜 오일(Essential oil)의 종류

편안한 수면을 위한 라벤더 (Lavender)

· 학명:	*Lavandula angustifolia*	· 원 산 지:	지중해 연안
· 추출부위:	잎, 줄기, 꽃	· 추출방법:	수증기 증류법
· 과:	꿀풀과(Labiatae)		
· 주요성분:	메틸 차비콜, 메틸 유게놀(methyl eugenol), 유게놀(Eugenol), 리날리아세테이트, 리날로올(linalool) 등		

Story

라벤더는 에센셜 오일 중 가장 널리 사용되고 사랑받는 것 중 하나로, 라틴어에서 파생된 '라바레(lavare)'는 '씻다'라는 의미로, 고대부터 목욕이나 빨래를 할 때 사용하였다.

전설에 따르면 뱀의 꼬임에 넘어가 금단의 사과를 먹은 이브(Eve)와 아담(Adam)이 에덴동산(Garden of Eden, 낙원)에서 쫓겨날 때, 악을 물리치기 위해 에덴동산에서 라벤더를 가져왔으며, 또한 성모 마리아가 라벤더 덤불 위에 아기 예수의 옷을 말렸다고 한다.

프랑스의 프로방스(Provence)지방에 고도 600~1,400m의 석회토양에서 라벤더가 서식했다.

결핵(tuberculosis)이 만연했던 19세기에 프랑스의 프로방스 마을에서 라벤더 밭일을 하던 사람들은 결핵 감염, 호흡기 질환이 훨씬 적게 나타났고, 이때부터 라벤더의 항균성에 대한 연구가 더욱 활발해졌다.

6월 말~8월 초에 절정을 이루는 라벤더는 7월 말부터 수학을 시작한다. 1L의 에센셜 오일을 얻기 위해서는 약 200kg 이상의 라벤더가 사용된다.

지중해 서부 절반에 접해있는 국가의 산악 지역에 자생하며, 'True Lavender' 또는 'Lavender Fine'으로도 불리는 라벤더(*Lavandula angustifolia*)는 47종의 Lamiacea(민트과)로 구성된 Lavandula 속을 형성한다.

트루 라벤더(*Lavandula angustifolia*)에는 리날로올과 리날릴 아세테이트, 스파이크 라벤더(*Lavandula latifolia*)에는 리날로올, 장뇌, 1,8-시네올, 스페인 라벤더(*Lavandula stoechas*)에는 펜초네, 장뇌, 1,8-cineole이 풍부하다.

Treatment

노인의 건강에서 수면의 질은 매우 중요한 요소 중 하나이다. 일반적으로 수면 장애 극복에 널리 사용되는 라벤더는 많은 양의 리날로올과 리날릴 아세테이트(linalyl acetate, 에스테르) 성분을 포함하고 있어, 비 약물 요법으로 불면증이 있는 치매 노인뿐만 아니라 불면증으로 고생하는 노인들에게 효과적인 수면 보조제로 불면증 수면 패턴을 조절할 수 있다.

근육 통증을 줄이고 이완을 촉진하며 많은 질병의 증상 완화에 사용되며, 식욕 부진, 구토, 메스꺼움, 장 가스, 배탈 등 다양한 소화 문제에 사용된다.

노인의 폐와 호흡기 문제 완화를 위해 사용되는 최고의 항염증제 에센셜 오일 중의 하나이기도 하다.

또한, 피지선 근처의 박테리아 성장을 억제하고, 가려움증을 완화하며, 습진 같은 노인성 피부 질환 치료에 도움이 된다.

Psychology & energy

마음을 평화롭게 하는 달콤하고 상쾌한 향을 가지고 있는 라벤더는 신경계에 탁월한 진정효과와 치유 효과가 있다. 라벤더에는 진정작용에 탁월한 효능을 가진 리날로올(linalool)이 높은 농도로 함유되어 있어 혈압을 낮추고, 두근거림을 진정시키며, 안절부절못하는 불안한 신경을 진정시켜 분노를 감소시킨다.

온화한 성질의 라벤더는 뛰어난 항우울제로 부드러운 정신적 균형의 회복을 도와, 노인성 우울증을 포함한 많은 정신건강 문제의 증상과 치매 환자의 공격적인 증상 완화에 도움이 될 수 있다.

특히, 라벤더는 뇌, 말초 및 자율 신경 내에서 작용하는 감마-아미노부티르산(GABA)의 수용체를 활성화하여 교감신경을 억제시킨다. 이는 신경계 진정작용에 영향을 주어 불안을 진정시키고 안정화하는데 큰 도움을 준다. 또한, 멜라토닌 생성을 도와 수면의 질을 향상시킬 수 있다.

Tip.

- ○ 라반딘(Lavandin)은 트루 라벤더와 야생종인 스파이크 라벤더를 이종교배하여 생성된 종이다.
- ○ 잠들기 전 옷, 면봉, 티슈 등에 1~3방울 정도를 떨어뜨리면 숙면에 도움을 준다.
- ○ 캐리어 오일, 무향 로션 등에 혼합하여 피부에 가볍게 마사지하듯 바르면 근육을 이완시켜 근육 통증을 줄일 수 있다.

정신을 맑게 깨워주는 허브의 왕, 바질 (Sweet basil)

· 학명: *Ocimum basilicum* L.　　· 원 산 지: 인도, 프랑스

· 추출부위: 잎, 꽃　　· 추출방법: 증기 증류법

· 과: 꿀풀과(Labiatae)

· 주요성분: 유게놀(Eugenol), 펜콜, 메틸 차비콜(methyl chavicol), 리날로올, 베타카리오필렌, 페놀에테르, 1.8 시네올 등

Story

수 세기 동안 약용 식물로 사용된 바질은 '왕' 또는 '왕실'을 의미하는 그리스어 '바실레우스'에서, 바질의 속명인 '*Ocimum*' 은 그리스어 '냄새를 맡다'에서 유래되었다.

인도에서는 신성하게 여겨 식재료로 사용하지 않고 차로 마셨다.

바질의 주요 케모타입은 다음과 같다.

① 리날로올(linalool): 강력한 진정, 항감염, 경련에 효과적임

② 메틸 차비콜(페놀 에테르)

③ 메틸 유게놀(methyl eugenol)

④ (E)-메틸 시나메이트((E)-methyl cinnamate): 항진균성, 항미생물

⑤ 유게놀(Eugenol): 항염증, 항균

Tip.

메틸 차비콜(페놀 에테르)보다는 안전하고 부드러운 리날로올(linalool)이 케모타입을 주로 사용한다.

Treatment

아유르베다는 감기, 변비, 소화불량, 설사 및 피부 질환을 치료하는 데 사용되었다.

바질 잎이 가지고 있는 강력한 항산화, 항염증, 항바이러스, 항생제, 이뇨작용 등의 특성으로 인해 편두통과 흉부 감염을 치료하는 데 사용되었으며, 심장 건강과 인지 기능에도 도움이 될 수 있다.

바질은 페놀에서 유래된 성분을 포함하고 있어 잔기침, 만성 감염 및 기관지염과 같은 호흡기 질환에 대처할 수 있고 메스꺼움, 멀미, 소화 불량, 변비, 호흡기 질환 및 당뇨병 치료에도 도움이 된다.

가정에서 바질을 사용하여 부엌과 욕실에서 박테리아를 제거하고 오염을 방지하며 공기를 정화할 수 있다.

Psychology & energy

따뜻하고 매운 향을 가진 바질은 양의 기를 강화하는 워밍(warming) 오일로 신체적, 정신적으로 모든 에너지가 소진된 사람, 신경과민, 우울증 환자에게 추천된다.

바질은 부정적인 생각, 불안, 공포, 긴장 등을 줄여 정신을 맑게 깨워 일으키고, 명료하게 자극시켜 집중력을 높여주는 세팔릭 효과가 있다.

스트레스 감소에 효과가 있는 라벤더의 주성분인 리날로올이 바질의 주요 성분에 포함되어 있어 과도한 스트레스 및 피로 감소에 효과가 있다.

또한, 정서적 웰빙을 극대화하기 위해 심장과 태양 신경총을 마사지하면 정신적 피로 및 두려움을 완화하고 극복하는데 매우 효과적인 신경 강장제이다.

Tip.

- 임신 기간에 바질은 금기된다. 아로마테라피에서는 메틸 차비콜 함량이 5% 또는 이하로 바질을 사용해야 한다.
- 바질은 혈액 응고를 늦출 수 있어 예정된 수술 최소 2주 전에 사용 중지한다.
- 혈압을 낮추는 작용으로 저혈압 환자에게는 사용량을 줄여야 한다.

천연 항 우울제 클라리 세이지 (Clary sage)

· 학명:	*Salvia sclarea*	· 원 산 지:	지중해, 인도, 유럽
· 추출부위:	꽃	· 추출방법:	수증기 증류법
· 과:	꿀풀과(Labiatae)		
· 주요성분:	Camphor, α –Thujone, β –Thujone, 1,8–Cineole, α –Pinene		

Story

세이지(sage)는 '맑은 눈', '눈이 밝은'이라는 라틴어 'clarus'에서, 속명 샐비어(*Salvia*)는 라틴어 '구하다', '치유하다'에서 이름이 유래되었다. 이름에서 의미하듯 전통적으로 눈 건강을 위해 사용되었다.

프랑스, 헝가리, 러시아에서 주로 재배되고 있는 다년생 또는 2년생 초본으로 고대부터 약초 및 육류 기타 식품을 보존하기 위해 세이지를 사용해왔다.

클라리 세이지에서 여성호르몬인 에스트로겐과 유사한 작용을 하는 스클라레올(Sclareol)이 함유되어 있어 여성의 자궁 관련 질환에 유용하게 사용된다.

증류추출 방법으로 약 10kg의 클라리 세이지 꽃에서 100g의 스클라레올을 얻을 수 있다.

Treatment

클라리 세이지는 여성호르몬인, 에스트로겐과 유사한 기능을 하는 스클라레올 성분을 함유하고 있어 생리통과 월경 전 증후군(PMS), 폐경기, 갱년기 증상, 특히 갱년기 여성의 안면홍조의 열감을 줄이는데 도움이 되는 강장제, 진정제로 사용된다.

클라리 세이지의 뛰어난 항산화 작용으로 활성산소로 인한 단백질과 DNA가 손상되는 것을 방지하고, 피부의 잔주름 및 검은 반점을 줄이고 예방하는 데 매우 효과적이다.

클라리 세이지의 주요 성분은 항산화제, 항염증제 및 항경련제로 구성되어 자유 라디칼로 인한 손상을 방지하고 염증을 제거하여 피부염과 같은 곰팡이 감염을 방지하며, 근육 경련 및 호흡기 관련 증상을 조절하고, 상처나 베인 부위에 국소적으로 바르면 세균감염 예방 등 일부 증상 완화에 도움이 된다.

클라리 세이지는 포도상구균 박테리아로 인한 심각한 피부감염을 치료하는 데에도 도움이 된다.

Psychology & energy

자연이 준 천연 항우울제로 혈압을 낮추고, 수면을 촉진시켜 신체적 & 심리적 이완을 유도하여 정신적 웰빙 균형을 되찾게 한다.

스트레스로 인하여 분비되는 코티솔(cortisol) 호르몬을 감소시켜 마음을 차분히 안정시키고 긴장을 풀어주는 탁월한 효과로 우울증 완화, 신경 강장제로 사용된다.

클라리 세이지는 주의력을 증진하고 기억력을 향상시키므로 노인의 기억감퇴, 주의력 결핍을 제어하는데 유용하게 사용된다.

긍정의 에너지 충전, 스위트 오렌지 (Sweet orange)

· 학명: *Citrus sinensis* · 원 산 지: 중국 남서부, 인도

· 추출부위: 과피 · 추출방법: 냉압착법

· 과: 운향과(Rutaceae)

· 주요성분: 리모넨(95.12%), 알파-피넨, 사비넨, 미르센

Story

오렌지는 가장 오래된 재배 과일 중 하나로 수천 년 동안 중국전통 의학에서 기침, 감기, 식욕 부진, 소화 촉진, 소화 경련 완화에 사용되었다. 20세기 초반에 향수 산업은 세제, 비누 및 향수를 위한 향 제형에 스위트 오렌지를 사용했다.

일반적으로 스위트 오렌지(블러드 오렌지, *Citrus sinensis*)와 비터 오렌지(*Citrus aurantium*)가 에센셜 오일로 추출된다. 비터 오렌지는 오일이 추출되는 부위에 따라 다른 에센셜 오일로 분류된다.

즉, 비터 오렌지(*Citrus aurantium*)의 껍질 추출물은 비터 오렌지 에센셜 오일, 꽃에서 추출하면 네롤리 에센셜 오일, 잎과 잔가지에서 추출하면 페티그레인 에센셜 오일이 된다.

Treatment

오렌지는 경련 완화, 소화 촉진, 종양 퇴치, 혈액 응고 방지에 사용된다. 신체에 축적된 독소배출 및 콜레스테롤을 감소시켜 체중 감량에 도움을 줄 뿐만 아니라 셀룰라이트 관리에도 유용하게 사용된다.

지성 피부의 피지조절과 수렴작용이 뛰어나며, 특히 박테리아와 곰팡이의

성장을 막아 여드름 피부 관리에 효과적이다.

오렌지에 풍부하게 포함된 리모넨은 대장암 세포의 성장을 억제하는 것으로 나타나 잠재적 항암작용으로 주목받고 있다.

스위트 오렌지의 성분인 리모넨은 항산화 활성작용으로 감기와 독감을 예방하고 면역력 강화 및 위장기능을 촉진하여 소화 문제에 도움이 된다.

Psychology & energy

달콤한 오렌지 향은 몸에 진정 효과를 제공하면서 기분을 상쾌하게 만들어 정신을 고양 시킨다. 오렌지에 풍부하게 함유되어있는 모노테르펜(monoterpenes)은 항스트레스 및 항우울증을 조절할 수 있는 천연 진통제로 우울하고 조급해하는 불안한 마음에 평화와 활기찬 행복을 가져다준다.

공기에 확산된 상쾌한 향의 오렌지 에센셜 오일은 실내를 정화하고 마음과 뭉친 근육을 이완시키는 데 도움이 된다.

Tip.

○ 햇볕에 노출되면 피부 민감성을 유발하는 광독성이 있다.

염증 관리에 효과적인 진저 (Zinger, 생강)

· 학명: *Zingiber officinale*

· 원 산 지: 동남아시아, 중국 남부

· 추출부위: 뿌리

· 추출방법: 증기 증류법

· 과: 생강과(Zingiberaceae)

· 주요성분: 진저롤(Gingerol), 쇼가올(Shogaol), 진저론(Zingerone), 진지베렌 등

Story

그리스어로 뿔 모양을 의미하는 'zingiberis'에서 이름이 유래되었다.

따뜻하고 매운 향을 지닌 진저(생강, 生薑)는 수천 년 동안 인도와 중국의 전통 의학에서 헛배부름, 배앓이 치료를 위해 보편적인 약재 및 음식에 풍미를 더해주는 향신료 등 다양한 방법으로 사용되어왔다.

아메리카 원주민은 월경과 심장 박동을 조절하기 위해 야생 생강 뿌리줄기를 사용했다.

인도 아유르베다에 따르면 음식의 소화를 향상시키는데 사용되었고, 고대 그리스 의사 디오스코리데스도 천연 소화제로 사용하였다. 또한 중국에서도 진저는 소화촉진제로 사용되었으며 이에 공자는 생강 없이는 식사를 하지 않았다고 한다.

Treatment

진저는 강력한 항염증 및 항균 특성을 지니고 있어 관절염, 퇴행성 관절염 등의 통증을 완화하고 만성 관절 염증을 줄이는 능력이 탁월하다.

또한, 신체를 따뜻하게 하고 혈액순환을 도와 수족 냉증 해소, 체중 증가 예방, 신체의 염증 수치 감소, 탁월한 이뇨작용으로 부종 제거 등에 매우 효과적이다.

진저의 향기는 구역질, 메스꺼움을 완화시키며, 특히 어린이의 멀미나 구토 증상에 안전하게 사용할 수 있다.

두피를 순화시켜 비듬, 탈모, 거칠고 갈라진 머리카락 등의 개선에 효율적으로 적용할 수 있다.

기관지를 확장하는 효과가 있어 노인들의 거담과 호흡기 관리를 위해 진저를 사용하면 큰 혜택을 받을 수 있다.

뿐만 아니라 만성적 요통에는 캐리어 오일에 진저를 블랜딩하여 마사지하면 통증을 감소시킬 수 있다.

psychology &energy

디퓨져에 진저 2~3방울 떨구어 흡입하면 무기력하고 쇠약해진 신경을 부드럽게 안정시킬 수 있다.

심신의 피로로 인하여 깨진 신체적, 정서적 불균형을 회복하여 활력을 되찾아주어 자존감을 높이기 위해 사용된다.

기억력 회복을 위한 로즈마리 (Rosemary)

- 학명: *Rosmarinus officinalis*
- 원 산 지: 그리스, 프랑스
- 추출부위: 잎과 꽃
- 추출방법: 수증기 증류법
- 과: 꿀풀과(Labiatae)
- 주요성분: 1.8 시네올, 캠퍼, 베타 피넨 등

Story

로즈마리의 이름은 '바다(marinus)의 이슬(ros)'이라는 뜻으로 라틴어 '로즈마리누스, rosmarinus'에서 유래되었다.

수 세기 동안 고대 이집트, 그리스, 로마 및 히브리인에 의해 명예와 기억의 표시로 신성한 것으로 여겨졌다.

그리스 학자들이 시험을 볼 때 기억을 돕기 위해 머리에 로즈마리 화환을 썼고, 고대 이집트의 파로스(Pharos) 무덤에 안치되어 죽은 자의 사랑과 인생의 추억을 기억하고 영혼을 기리는 의미로, 중세시대에는 결혼식에서 사랑의 상징으로 사용되었으며, 나폴레옹은 자존감을 높이기 위해 로즈마리 오 드 코롱을 사용하였다.

로즈마리는 고대부터 약초로 근육통 완화, 모발 성장 촉진 등에 사용되어왔다. 향긋한 향을 내는 잎은 음식의 맛을 내는 향신료와 양고기, 치킨 등에 첨가하여 고기의 잡내를 잡아주는 용도 등으로 사용된다.

Treatment

로즈마리의 폴리페놀 성분은 아토피성 피부염, 잇몸 염증 등 신체의 염증 수치를 감소시키는데 유용하다.

로즈마리의 혈액순환개선과 염증 감소 작용으로 노인 관절의 염증을 감소시키고 통증을 완화 시켜 뻣뻣한 무릎을 부드럽게 관리하기 위해 사용될 수 있다.

로즈마리 케모타입 버베논은 지친 간을 해독하는 간 기능 강화제, 1.8 시네올은 호흡기 감염 예방에 사용된다.

로즈마리의 항산화제는 활성산소가 피부의 탄력을 감소시키는 것을 효과적으로 막아 피부의 처짐과 주름관리에 효과적이다.

두피 자극을 도와 노인의 건조한 두피로 인한 탈모와 비듬 문제에 효과적으로 사용된다.

또한, 로즈마리는 노인의 인지 기능을 향상시켜 치매 질환을 예방하고 늦추는데 도움이 된다.

Psychology & energy

로즈마리는 뇌파 활동을 증가시켜 졸음을 줄이고, 불안한 긴장감을 풀어주어 집중력 강화에 긍정적인 영향을 준다.

또한, 향기를 흡입하면 혈액 내 스트레스 호르몬 코르티솔 수치를 낮추어 우울한 기분을 개선하는데 유용하다.

Tip.

○ 혈압을 상승하는 효과가 있어 고혈압 환자에게는 주의가 필요하다.
○ 뇌전증 환자에게 주의가 필요하다.

사랑을 부르는 네롤리 (Neroli)

· 학명: *Citus aurantium* · 원 산 지: *인도, 중국남부*

· 추출부위: 꽃 · 추출방법: 수증기 증류

· 과: 운항과(Rutaceae)

· 주요성분: 리모넨, 파네솔, 네롤리 돌, 알파-테르 피네 올, (E)-네롤리돌, E-파르네솔 등

Story

네롤리는 20년 이상 자란 비터 오렌지 나무(Citrus aurantium var amara)의 꽃에서 에센셜 오일이 추출된다.

비터오렌지 나무의 잎과 가지에서 페디그레인, 과육에서는 비터 오렌지 에센셜 오일을 추출한다.

네롤리라는 이름은 이탈리아 네롤라의 공주 안네마리오르시니(Marie-Anne de La Treemoile) 가 살았던 로마 근처의 작은 이탈리아 마을 '네롤리'에서 이름이 유래되었다.

사랑과 기쁨을 의미하는 네롤리는 프랑스 남부에서는 신부 화환이나 꽃다발로 사용되었다.

네롤리가 매우 비싼 에센셜 오일인 이유는 꽃은 손으로 따야 하며 약 1kg의 에센셜 오일을 얻기 위해서는 1,000kg의 꽃이 필요하기 때문이다.

네롤리의 달콤한 꽃향기는 향수 산업에서 가장 일반적으로 사용되는 에센셜 오일의 하나이다.

독일 퀼른의 전설적인 향수인 오드 콜롱의 주요 성분이기도 하다.

Treatment

네롤리는 천연 항염증, 항산화 및 항진균 특성으로 여드름 염증과 자극을 줄이는 데 긍정적으로 작용할 수 있다. 항균 및 항 박테리아 특성으로 모공 내에 발생하는 박테리아의 성장을 억제하고 반점 및 흉터를 감소시킨다.

고혈압, 낮은 성욕, 폐경 후와 갱년기 우울증 증상 완화, 복부 팽만을 포함한 월경 전 증후군 등과 관련된 여러 증상을 완화하는 데 도움이 된다.

네롤리는 몸 전체의 따뜻한 온기를 부여하여 혈액순환을 촉진하여 혈류를 증가시킨다.

네롤리는 또한 시트레스 계열의 다른 감귤 에센셜 오일과 달리 광독성이 없으므로 햇빛에 대한 피부의 민감성이 없다.

Psychology & energy

네롤리의 높은 리모넨 성분은 호흡과 심장 박동을 조절하는 자율 신경계에 긍정적인 영향을 미쳐 뛰어난 진정 효능을 가진다.

이러한 능력은 뇌가 세로토닌을 방출하고 코티솔(cortisol) 수치를 낮추게 하여 우울증, 스트레스, 불안을 줄이고, 혈압을 낮추고 또한 수면의 질을 향상하고 에너지를 높인다.

Tip.

비터오렌지 나무의 꽃에서 네롤리, 잎과 가지에서는 페티 그레인, 과육에서 비터 오렌지 에센셜 오일을 추출한다. 3가지 에센셜 오일의 향과 효능은 각각 다르다. 오렌지 꽃도 같은 꽃에서 추출되며 두 추출물 모두 향수에 광범위하게 사용된다. 오렌지 블라썸은 네롤리보다 더 달콤하고 따뜻하며 꽃 향이 나는 것으로 설명할 수 있다.

네롤리는 증기 증류로 추출하고, 오렌지 블라썸은 enfleurage(엄청난 비용으로 인해 요즘에는 거의 사용되지 않음) 또는 용매추출법을 이용하므로 향과 이름이 다르다.

관절 염증을 줄이는 프랑킨센스 (Frankincense, 유향)

· 학명:	*Boswellia carterii*	· 원 산 지:	소말리아, 아라비아 반도
· 추출부위:	수지(resin)	· 추출방법:	수증기 증류, 유기용매
· 과:	감람나무과(Burseraceae)		
· 주요성분:	알파-피넨, 베타-피넨, 알파-투 제네, d-리모넨, p-시멘, 미르 센, 베타-카리오 필렌		

Story

프랑스어 'franc encesn, 풍성한 향(연기)'에서 유래한 프랑킨센스는 유향(olibanum, oilum libanum), 보스웰리아 등의 이름으로 친숙한 에센셜 오일 중 하나이다.

달콤하고 우디한 향기로운 프랑킨센스는 수천 년 동안 사용된 고대 수지로 영적 건강과 이해력을 향상시키는 것으로 종교의식에 사용되었다. 성경에서는 그리스도가 탄생하셨을 때 세 명의 동방박사가 귀한 3개의 선물을 가져왔는

데, 그것이 바로 황금, 몰약 그리고 유향 즉, 프랑킨센스였다.

소말리아 북부의 험준한 언덕에 야생에서 8~10년 자란 보스웰리아 나무껍질에서 흘러나온 점성 올레오검 수지로, 끈적한 흰 액체 수액이 굳어진 적갈색(또는 호박색) 덩어리 수지를 오일로 추출한다.

식물명	원산지	에센셜 오일의 이점
보스웰리아 카르테리	• 남부 아라비아 반도 (아랍에미리트, 오만, 예멘) • 동아프리카 (에티오피아, 소말리아, 수단)	• 집중과 이완강화 • 영적 경험을 향상 • 불안을 완화 • 새로운 세포의 성장 재생으로 흉터 감소 • 항균 활성 • 면역 체계 강화
보스웰리아 세라타	•인도	• 유해 세균 제거 • 공기정화 및 탈취 • 염증 완화 • 정서 안정

Treatment

강력한 항균 특성을 가지고 있는 프랑킨센스는 전통적으로 훌륭한 거담제로 기침, 카타르, 기관지염 및 천식 등 호흡기를 치료하는 데 사용되었다.

프랑킨센스는 새로운 피부 세포의 성장을 촉진하고 피부톤 개선 및 주름 감소, 임신 중이거나 출산한 여성의 피부에 튼 살과 흉터를 개선시키며, 호르몬 균형을 유지하여 월경 및 폐경과 관련된 증상 감소 및 통증, 경련, 불안, 메스꺼움, 변비, 두통, 기분 변화 등의 완화에 사용된다.

프랑킨센스는 비스테로이드성의 강력한 항염증제(NSAID)로 골관절염 및 류마티스 관절염 등으로 인한 관절 염증을 줄이는 데 효과적으로 사용된다.

Psychology & energy

프랑킨센스에는 평온함과 균형을 제공함으로써 깊은 명상 상태에 도달하거나 유지하도록 도와주며, 뇌 기능 향상과 수면의 질 향상에도 도움을 준다.

특히, 프랑킨센스는 과민성 정서적 불안, 예민한 신경성 긴장, 지속적인 스트레스, 불면증 등의 증상을 완화시키며, 자의적 의지력, 자존감, 자신감, 결단력, 리더십을 기르는 데 도움을 준다.

주름 다리미 미르 (myrrh, 몰약)

· 학명:	*Commiphora myrrha*	· 원 산 지:	소말리아, 중동 전역
· 추출부위:	수지	· 추출방법:	수증기 증류법, 유기용매
· 과:	감람과(Burseraceae)		
· 주요성분:	유게놀, 리모넨, 커제렌, 이소세리세닌 등		

Story

미르는 히브리어 'mor, 쓴맛 또는 신맛'에서 유래되었다. 구약과 신약에서 신성한 허브로 여러 번 언급된 몰약은 약 4000년 동안 향수 및 종교의식, 정화와 치유의 목적으로 사용되었다.

고대 이집트인들이 훈증과 종교의식에 사용했고, 이집트의 유명한 향수 '키피'의 성분이기도 하며, 미라 방부처리에 사용하는 중요한 성분이기도 하다.

미르는 고대 의학에서 상처 치료, 구강(치아 및 잇몸) 문제, 호흡기 문제 등의 만성 질병의 치료 및 완화에 주로 사용되었다.

감람과 나무껍질을 절개하여 흐르는 고무 같은 수액이 공기에 노출되면 적갈색으로 경화된다.

이때 경화된 황색 방향족 올레오검 수지(Oleoresin: 에센셜 오일과 수지의 천연 블렌드)를 증류 방법으로 추출한다.

미르는 시간이 지날수록 향이 좋아지는 에센셜 오일 중 하나이다.

Treatment

미르는 훌륭한 거담제로 천식, 기관지염, 기침, 가래 등의 제거에 사용되며, 또한 몰약은 감염을 예방하고 독소를 제거하며 피부 세포 재생을 촉진한다.

미르는 자궁 자극제로 월경을 촉진, 생리통, 갱년기 증상 개선에 도움을 줄 뿐만 아니라 출산한 여성에게 사용하면, 산후 통증과 불안 및 우울증 완화, 산후 출혈을 감소시킬 수 있다. 이집트의 여성들은 탄력적인 피부와 주름의 예방 및 개선을 위해 사용하기도 했다.

미르는 방부제, 수렴제, 항염 및 항균 특성이 있어, 상처 및 궤양, 피부염, 습진, 헤르페스 등 다양한 피부 질환에 사용하면 뛰어난 치료 효과를 볼 수 있다.

또한, 치은염(잇몸에 염증), 구내염, 구강 궤양, 구취 등에 적용되며, 치질, 종기, 찰과상에 국소적으로 사용된다.

특히, 노인들의 피부가려움증은 삶의 질을 심각하게 손상시킬 수 있다. 이러한 피부 가려움증에 국소 적용은 가려움증을 완화시키거나 멈추게 하는데 큰 도움이 된다.

Psychology & energy

미르는 영적 존재와 육체적 존재를 하나로 묶어 영감을 주고 영성을 향상시켜 정서적 균형을 되찾게 한다.

감정적으로 답답하고, 묵직한 우울감의 상태에서 벗어날 수 있도록 자아에 대한 인식을 높이고 정서적 안정감과 고요하고 따뜻한 평화를 증진시키는데 큰 도움을 준다.

향기로운 로맨스, 로즈 (Rose Absolute, Otto)

· 학명:	*Rosa centifolis*	· 원 산 지:	불가리아, 터키, 프랑스
· 추출부위:	꽃잎	· 추출방법:	용매 추출
· 과:	장미과(rosaceae)		
· 주요성분:	알파-피넨, 베타-피넨, 알파-투 제네, 리모넨, p-시멘, 미르 센, 베타-카리오 필렌 등		

· 학명:	*Rosa damascena*	· 원 산 지:	불가리아, 터키, 프랑스
· 추출부위:	꽃잎	· 추출방법:	증기 증류법
· 과:	장미과(rosaceae)		
· 주요성분:	시트로넬릴 아세테이트, 베타-피넨, 리모넨, 리날룰 ,시트로넬롤, 제라니올 등		

Story

수천 년 전부터 지금까지 가장 사랑받는 꽃 중의 하나인 '꽃의 여왕'로즈는 사랑과 아름다운 로맨스를 상징으로 전 세계적으로 널리 알려져 있다.

로즈는 다마스크(R. damascena), 캐비지(Cabbage rose), 메이로즈(May rose) 등 수천 가지의 변종이 있으며, 그중 최고의 평가를 받고 있는 마다스커스 종은 15세기경 터키에 알려지면서 현재는 산악지대 불가리아의 카잔리크(Kazanlik)에 한정되어 재배되고 있다.

그 중 장미종 *Rosa damascena*은 독특한 토양과 완벽한 기후조건으로 세계 최고의 향과 품질을 자랑한다. 불가리안 로즈 앱솔루트 1kg을 추출하기 위해서는 신선한 장미 꽃잎 약 650kg이 사용된다.

로즈 오또는 품질과 수확률을 높이기 위해 꽃이 개화되는 오전 5~10시 사이에 손으로 딴 꽃잎 약 3,500~4,000kg을 증류(*Rosa damascena*)하면 수율이 0.02~0.03%로, 약 1kg 정도가 추출된다.

로즈 오또의 스티롭텐(stearopten)으로 인하여 일반적으로 16~20℃(응고점, solidifying point)에서 굳는 성질을 가지지만, 손의 체온으로도 충분히 녹으며, 성분의 변화는 없다.

로즈 앱솔루트에는 미량의 잔류 용매가 포함될 수 있으므로 아로마테라피에서는 로즈 오또를 선호한다.

그러나, 로즈 오또는 로즈 앱솔루트 추출 시 필요한 장미 꽃잎보다 훨씬 더 많은 장미 꽃잎이 필요하기 때문에 비용이 훨씬 비싸다.

Treatment

담즙 분비촉진, 간 기능 강화, 소화를 돕고 위장을 진정시키는 성질을 가지고 있으며, 모공에 피지의 과도한 생성을 막고, 항박테리아, 수렴제의 특성으로 여드름 흉터, 튼살, 상처치유 등에 대한 효과가 뛰어나다.

로즈의 살균 특성은 모발과 잇몸 강화와 피부재생 특성으로 피부의 흉터를 줄이며, 수렴작용으로 주름과 노화 징후를 늦추고 피부톤을 균일하게 하고 빛나게 한다.

Psychology & energy

로즈 앱솔루트에는 페닐에틸 알코올(PEA)이 풍부하여 아름답고 달콤한 부드러운 장미향이 난다.

마음과 몸의 진정, 이완에 도움을 주어 외부환경에 의한 압박적 스트레스를 해소로 기쁨과 긍정적인 감정을 가득 채워 자신감을 가져다주고 부드럽고 편안한 분위기를 고조시킨다.

남녀의 로맨틱한 성적 욕망을 채우는 최음제로 사용되며, 외상 후 스트레스 장애(post traumatic stress disorder, PTSD)와 다양한 심리적 불안으로 고통받는 사람들의 감정을 다스리는데 훌륭한 역할을 한다. 로즈 앱솔루트는 도파민의 방출을 자극하여 정서 & 신체의 균형을 유지시켜 행복과 만족감을 불러일으키는 최상의 항우울제이다.

로즈 오또는 감정적으로 극심한 스트레스와 불면증 등에 사용하면 정신건강을 개선하는 데 도움을 줄 수 있다.

향기로운 로맨스, 자스민 (Jasmine)

· 학명:	*Jasminum grandiflorum*	· 원 산 지:	인도, 동남아시아
· 추출부위:	꽃잎	· 추출방법:	용매 추출
· 과:	올리브과(Oleaceae)		
· 주요성분:	벤조산, 벤즈알데히드, 벤질 아세테이트, 벤질 알코올, 인돌, 벤질 벤조에이트, 게라니올, 유제놀(페놀), 자스몬(케톤)		

Story

자스민은 페르시아어 'Yasameen, 신의 선물'에서 유래하였으며, 속(屬)은 페르시아, 중국, 인도가 원산지이며 200종이 넘는 종이 있으나 일반적으로 아로마테라피에서는 *Jasminum grandiflorum, Jasminum sambac, Jasminum auriculatum* 종이 주로 사용된다.

밤에만 피는 흰색 꽃으로, 이국적이고 달콤하고 매혹적인 깊은 향기는 관능적 로맨스와 사랑을 자극한다.

자스민 앱솔루트 1g(약 1ml, 20dr)을 생산하려면 향기가 가장 강한 밤과 이른 새벽에 손으로 수확한 신선한 꽃이 약 8,000송이가 필요하다. 자스민은 열에 매우 민감하여 증기 증류는 오일의 질과 향을 저하시키므로 용매추출, 콘크리트 추출방법으로 에센셜 오일을 추출한다.

Treatment

자스민은 항균, 항진균 및 항생제 특성을 가지고 있어, 감염과 싸우고 다양한 질병으로부터 신체를 보호하여 면역력을 향상시켜 상처를 치료하고, 감기와 기침을 완화하고, 경미한 통증 및 근육통, 염좌, 염증을 관리하는데 유용하게 사용된다.

두피의 감염 및 비듬, 탈모를 예방하고 가려운 두피를 진정시키고 모발의 성장을 돕는다.

푸석푸석하고 칙칙하고 건조한 피부에 수분을 공급하고 피부결을 개선시켜 촉촉하고 생기 있는 맑고 투명한 피부를 되찾게 한다.

오랫동안 성욕을 자극하는 최음제로 건강한 정자를 생산하는데 유용하게 사용되어진다.

또한, 남성의 생식 기관을 강화시켜 발기 부전, 조루, 전립선 비대증 등의 불편함을 완화하고 여성의 자궁강화제로 출산을 촉진 및 통증을 완화하고, 출산 후 산모의 회복을 돕고, 산후 우울증을 완화하고 수유 생산을 자극한다.

Psychology & energy

자스민은 내면의 억제를 풀어주며 육체적인 사랑을 초월할 수 있는 마음을 고양시키는 효과가 있다.

특히, 세로토닌 호르몬 방출을 자극하여 에너지를 높이고 기분을 고양시키며 심신을 안정시켜 피로, 긴장 및 우울증, 스트레스 및 불안을 제거하는 데 도움을 주어 긍정적인 에너지와 자신감, 행복감을 높이는 데 유용하다.

백리까지 퍼지는 향, 타임(Thyme, 백리향)

· 학명:	*Thymus vulgaris*	· 원 산 지:	유럽과 북아프리카
· 추출부위:	잎과 꽃	· 추출방법:	수증기 증류
· 과:	꿀풀과(Lamiaceae)		
· 주요성분:	티몰(Thymol), 카르바크롤(Carvacrol), P-시멘(P-Cymene), 진저베렌, 타닌, 알파-테르피네올 등		

Story

고대 이집트인들은 타임을 방부제로 사용하였고, 고대 그리스에서는 사원에서 향으로 사용하였고 목욕물에 첨가하기도 했다.

'의학의 아버지' 히포크라테스는 호흡기 질환에 사용하였다. 또한, 1340년대 중세 유럽에서는 흑사병으로부터 보호하기 위해 타임을 사용하였다.

교배가 쉬운 타임의 종류에는 약 350종 이상이 존재하며, 이중 타임(*Thymus. vulgaris*) 또는 레몬 타임(*Thymus. citriodorus*)이 요리에 가장 많이 사용되지만, 스페인 타임(*Thymus. zygis*) 및 크리핑 타임(*Thymus. serpyllum*)과 함께 약용으로도 사용된다.

Treatment

타임에 20~60% 포함되어있는 티몰은 우수한 항박테리아, 강력한 항균 및 살균 작용으로 류머티즘, 인후통, 감염, 감기, 후두염, 구강 세정제, 잇몸 염증 등에 유용하게 쓰이고 있다. 특히 아주 훌륭한 거담제로 기관지염과 같은 상부 호흡기 질환의 치료제로 유용하다.

타임은 훌륭한 이뇨제로 배뇨를 증가시켜 축적된 과잉수분, 혈류의 요산 및 독소 등을 배출시켜 관절염 통증을 완화하고 증상을 개선하는 도움을 준다.

타임에 함유된 카르바크롤은 바이러스 및 박테리아를 제거하는 능력이 뛰어나, 항균, 살충 및 항진균 특성은 입과 질의 효모 곰팡이 균인 칸디다 알비칸스(구내염, 아구창, C. albicans)와 인체의 피부 표면의 모공, 비강, 호흡계통에 존재하는 슈퍼 박테리아 병원균인 황색포도상구균(methicillin-resistant Staphylococcus aureus, MRSA)박멸에 효과적이다.

Psychology & energy

타임은 신진 대사를 촉진시켜 면역력을 증강시켜 활기찬 생체리듬을 만들어 주며, 순환을 촉진시켜 만성적 피로를 감소시키는데 유용하다.

부드러운 휴식을 베풀어주는 버가못 (Bergamot)

· 학명:	*Citrus bergamia*	· 원 산 지:	이탈리아(칼라브리아)
· 추출부위:	과피	· 추출방법:	냉압착법
· 과:	운향과(Rutaceae)		
· 주요성분:	티몰(Thymol), 카르바크롤(Carvacrol), P-시멘(P-Cymene), 진저베렌, 타닌, 알파-테르피네올 등		

Story

버가못은 비터오렌지(bitter orange)와 레몬(C. maxima)의 자연 교잡종으로 꽃 향과 감귤 향이 가득한 향기를 낸다.

버가못은 이탈리아어 베르가모토 '배의 왕자, bergamotto'에서 유래되었다. 버가못이 생산되는 이탈리아 도시, 베르가모의 이름이기도 하다.

버가못 과피 약 100개를 사용하여 85~90g의 에센셜 오일을 얻을 수 있다.

Treatment

버가못의 리날로올(Linalool)과 카르바크롤(carvacrol) 성분은 효과적인 진통, 항경련, 살균 및 항균 특성을 지녀, 효과적인 여드름 치료와 염증 및 통증 감소에 효과를 보인다.

신체의 염증을 줄이고 콜레스테롤 수치를 낮추며, 쇠퇴하는 노인의 인지 능력을 향상시킬 수 있다.

Psychology & energy

편안하고 상쾌한 향을 가진 버가못은 식혀주고 따뜻하게 데워주는(warming) 능력을 가지고 있다.

오래전부터 지속된 만성 스트레스에 대한 릴랙싱, 진정, 심리적으로 존재하는 부정적인 감정, 억압된 감정 및 분노의 감정을 배출시켜 기의 순환과 자유로운 흐름을 유지하게 하여 감정의 경쾌함을 회복시키는 탁월한 효과를 보여준다.

버가못은 도파민과 세로토닌 호르몬을 증가시켜 우울증, 불안, 스트레스 감소에 매우 효과적이다. 특히, 암 환자의 불안 증상을 완화시키며, 말기 암 호스피스 환자의 통증과 우울증을 줄여 기분을 개선하고 수면 유도를 촉진하는데 유용하다.

Tip.

○ 햇빛에 강하게 반응하고 심한 일광 화상을 유발할 수 있으므로 주의해야 한다.

천연 감기 치료제, 유칼립투스(Eucalyptus)

· 학명:	*Eucalyptus globulus,* *Eucalyptus radiata,* *Eucalyptus citriodora*	· 원 산 지:	오스트레일리아, 중국
· 추출부위:	잎	· 추출방법:	냉압착법
· 과:	도금양과(Myrtaceae)		
· 주요성분:	1,8-시네올, 탄닌, 글로불롤, 리모넨 등		

Story

꽃받침이 꽃의 내부를 둘러싸고 있는 유칼립투스는 그리스어로 '덮여 있다, 둘러싸여 있다'라는 뜻을 가지고 있다. 유칼립투스의 종류에는 700 여종이 넘는 종이 있으며, 그중 일반적으로 7~8종이 아로마테라피에 사용된다.

유칼립투스는 코알라의 먹이로, 잎에 포함된 셀룰로오스(Cellulose, 잠이 오는 성분)성분은 코알라에게 신경안정제로 작용하여 먹는 시간을 제외하고는 하루에 최대 22시간까지 계속 잠을 자게 한다.

유칼립투스 잎이나 진액에는 다량을 천연 독성 성분을 포함하고 있어 다른 동물들의 먹이로는 부적절하다.

호주 원주민은 유칼립투스 잎을 사용하여 상처를 치료하고 감염을 예방하였고, 18세기경까지 영국 의사들은 호주의 죄수들 사이에서 발생한 지독한 이질을 치료하기 위해 유칼립투스를 사용하였다.

Treatment

유칼립투스의 주요 성분인 1.8-시네올(유칼립톨)은 천식 및 부비동염과 같은 호흡기 질환의 염증을 줄이고 축적된 점액을 제거한다.

유칼립투스의 뛰어난 향균 및 항염 효과는 질병을 일으키는 박테리아를 줄이고 헤르페스의 증상을 치유하는데 효과적이다.

코 막힘, 두통, 기침, 기관지 천식 등과 같은 독감 및 감기 증상을 완화시키며, 세라마이드 함량을 높여 건조한 피부 및 건선, 피부염을 개선, 피부 장벽 보호, 두피의 비듬제거에 사용된다.

레몬 유칼립투스는 천연 방충제로 잎에서 강한 향기가 나는데, 강력한 해충 퇴치제로 사용된다.

품종	특징
유칼립투스 글로블루스 *Eucalyptus globulus* *(블루검 유칼립투스)*	• 시네올(cineole) 함량이 가장 높다. • 염증 완화 • 호흡기질환 완화 • 감기 치료제 • 중국산 품종 • 글로블루스 나무의 잎에서 추출
유칼립투스 라디아타 *Eucalyptus radiata*	• 시네올 함량이 높다. • 길고 가는 잎이 특징 • 거담제 • 근육과 관절 통증 완화 • 감기와 기침 진정 • 라디아타 나무의 잎에서 추출
유칼립투스 레몬 *Eucalyptus citriodora*	• 시트러스 계열의 향 • 피부 질환 • 근육, 관절 통증 • 호흡기질환 완화 • 시트리오도라 시트로넬라리페라 나무의 잎

Psychology & energy

유칼립투스는 교감 신경계의 활동을 감소시키고 부교감 신경계의 활동을 증가시켜 스트레스 증상을 감소시키는 항불안 효과가 있다.

활력을 불어 넣는 페퍼민트(Peppermint)

· 학명: *Mentha piperita* · 원 산 지: 지중해

· 추출부위: 잎 · 추출방법: 수증기 증류법

· 과: 꿀풀과(Lamiacea)

· 주요성분: 멘톨, 멘톤, 멘틸 아세테이트, 1,8-시네올, 리모넨, 베타 피네, 베타 카로 필렌 등

Story

페퍼민트는 스피어민트(*mentha spicata*)와 워터민트(*mentha aquatica*)의 교배종으로 날카로운 멘톨 향이 있어 시원하고 신선한 향을 가지고 있다.

페퍼민트의 학명인 'Mentha'는 그리스 신화 속 'Minthe' 라는 이름의 요정에서 이름을 따서 명명되었다.

그리스인들은 손님을 맞이하기 위한 인사로 상쾌한 페퍼민트 잎을 식탁에 문질러 손님을 맞이하였으며, 중세 유럽 시대에 수도자들이 이를 닦아 입 냄새 제거 용도로 사용되었다.

페퍼민트는 이집트 투탕카멘왕(1334~1325 BC, Tutankhamun)의 미라에서 발견되었으며 고대 그리스, 로마인들은 요리와 와인, 소스 뿐만 아니라 종교의식에 사용하였다.

페퍼민트의 멘톨 수율 및 품질을 높이기 위해서는 7~8월 사이, 10% 개화 단계에 있을 때 건조하고 맑은 날에 이슬의 흔적이 모두 사라지면 수확을 시작한다.

Treatment

페퍼민트의 멘톨은 호흡기 질환을 위해 훌륭하게 선택되는 에센셜 오일이다.

비강의 염증을 줄여 더 깊고 편안하게 숨을 쉴 수 있게 하고 기침을 하는 환자에게 편안한 호흡을 유도한다.

페퍼민트의 멘톨의 냉각 특성은 국소 진통제로 근육 이완과 통증 경련에 도움이 될 수 있으며, 리모넨를 포함하고 있어 염증 치유를 촉진할 수 있으며, 피부에 국소적으로 바르면 피부염과 가려움증을 진정시키고, 멀미와 메스꺼움 완화제로도 사용된다.

Psychology & energy

페퍼민트는 신체 에너지의 부족으로 인하여, 피곤하거나 정신 집중이 어려운 경우에 사용하면 아주 좋다.

페퍼민트는 날카롭고 팽팽한 긴장을 완화시켜 정신적 피로를 줄여주어 주의력과 집중력 유도에 긍정적으로 작용한다.

그러나 각성제 특성으로 취침 전에 사용은 수면을 방해할 수 있다.

Tip.

- 멘톨의 함량은 피부와 점막 등에 자극을 줄 수 있다.
- 페퍼민트의 너무 강력한 멘톨은 3세 미만의 아기와 어린이에게는 적합하지 않다.

이성적인 감정을 유지시켜 주는 레몬(Lemon)

· 학명:	Citrus limon	· 원 산 지:	중국 남동부, 히말라야
· 추출부위:	껍질(과피)	· 추출방법:	냉압착
· 과:	운향과(Rutaceae)		
· 주요성분:	리모넨, 알파 피네, 베타 피네, 미르센, 리날로올, 피네네 등		

Story

비터 오렌지(신 오렌지)와 유자 사이의 잡종인 레몬은 약 2,000년 전 아시아에서 시작하여 이탈리아, 미국 등으로 퍼져나갔다.

'레몬'이라는 이름은 감귤류 과일을 의미하는 아랍어 단어 'laimun' 또는 페르시아어 단어 'limun'에서 유래되었다.

레몬은 2세기 이전에 유럽으로 전해졌고, 중동에서 북아프리카로 이어졌으며, 1493년에는 크리스토퍼 콜럼버스에 의해 미국에 소개되었다. 레몬은 광범위한 건강 문제를 치료하기 위해 수천 년 동안 고대 인도의 아유르베다 의학에서 사용되었으며, 이집트, 로마 등에서도 감염성 질병을 치료하는 데 사용하였다.

영국 해군 선원들은 항해 중 괴혈병과 비타민 C의 결핍으로 인한 어려움을 겪었는데, 이런 피해로부터 보호하기 위해 방부 및 항균 특성을 지닌 레몬을 사용하였다.

일반적으로 1kg의 레몬 오일을 추출하려면 약 2000개의 레몬이 필요하다.

Treatment

메스꺼움과 구토는 임신 초기에 경험하는 가장 흔한 두 가지 증상이다. 레몬은 이러한 증상의 심각성을 완화시키는 데에 도움을 줄 수 있다.

레몬의 살균력과 과다피지의 발생 억제 능력으로 여드름 피부에 매우 효과적으로 적용할 수 있다. 특히 뛰어난 살균력과 박테리아 증식 억제 능력으로 헤르페스, 티눈, 사마귀, 무좀 치료에 효과적인 에센셜 오일이다.

레몬은 매우 뛰어난 혈관 강화제로 고혈압을 낮추고 콜레스테롤을 감소시키는 것으로 유명하다. 또한, 레몬의 풍부한 비타민은 감기 및 독감과 관련된 증상을 완화시킨다.

Psychology & energy

무기력한 일상생활의 활력을 되찾고 싶다면 레몬만한 것이 없다.

감정적, 육체적 혼란에 빠졌을 때 레몬은 몸과 마음에 에너지 활력을 되찾아 주어 정신적 명료함을 일깨워 이성적이고 합리적으로 생각할 수 있는 힘을 고양시키고, 쌓여진 어두운 정서적 감성을 정화시키는데 도움이 될 수 있다.

기분을 안정시키는 로즈 제라늄(Rose geranium)

· 학명:	*Pelargonium graveolens*	· 원 산 지:	남아프리카의 북부 지방
· 추출부위:	잎	· 추출방법:	수증기 증류법
· 과:	쥐손풀이과(Geraniaceae)		
· 주요성분:	제라니올, 시트로넬롤 등		

Story

다년생 식물인 로즈 제라늄은 약 280종이 존재하지만, 이중 에센셜 오일로 추출되는 것은 '*Pelargonium graveolens*' 가 가장 일반적이다.

로즈 제라늄은 로즈와 시트러스가 섞인 사랑스러운 오렌지 장미향을 가지고 있다. 로즈 제라늄은 매우 비싼 로즈를 대체하기 위해 사용되어질 수 있다.

로즈 제라늄은 남아프리카에서 주로 서식하며, 1632년 정원사이자 식물수집가인 존 트레이드스캔트 (John tradescant)가 영국에서 제라늄을 재배한 최초의 사람이다.

'펠라고늄(Pelargonium; storkbills)'이라는 이름은 1732년 Dillenius에 의해 처음 제안되었다. 펠라고늄은 제라늄 씨앗의 머리가 황새의 부리처럼 보인다 하여 그리스어 'Pelargós, 황새'에서 파생된 이름이다.

Treatment

로즈 제라늄은 효과적인 기침 치료제로 사용된다. 대부분의 에센셜 오일과 마찬가지로 항산화 및 항균 성분이 포함되어있다.

이완제 및 방부, 수렴 효과가 뛰어나, 혈액의 순환을 도와 치질과 정맥류에 도움이 되고, 여성의 월경 주기 및 폐경기, 갱년기 증상 및 신체의 염증, 편도선염, 피부염, 습진, 궤양 등의 완화 및 지혈작용 등을 한다.

Psychology & energy

제라늄은 벗어날 수 없는 두려움과 불안감에 둘러싸여 있는 상황을 벗어날 수 있게 도와 마음의 안정과 진정으로 신체와 정서의 균형을 잡아주는 탁월한 능력을 가지고 있다.

만능 재주꾼, 티트리(Tea tree, 차나무)

- 학명: *Melaleuca alternifolia*
- 원 산 지: 호주, 뉴질랜드
- 추출부위: 잎
- 추출방법: 수증기 증류법
- 과: 도금양과(Myrtaceae)
- 주요성분: 감마-테르피넨, 테르피넨-4-올, 알파-테르피넨, 멜라루카 등

Story

호주에서 가장 일반적인 호주산 티트리는 약 250종이 있으며, 멜라루카 관목과 잎에서 에센셜 오일을 추출한다.

'*Melaleuca*'는 그리스어 'melamelas, 검은색'과 'leukos, 흰색'의 합성어로 티트리의 검은 줄기와 어린 흰색 가지를 의미하며, 'alternifolia'는 라틴어로 줄기의 양쪽에 잎이 달리는 것을 의미한다.

1770년경 영국의 탐험가인 제임스 쿡 (James cook)선장과 식물학자 조셉 뱅크와는 티트리를 발견하였다. 이들은 긴 항해로 지친 선원들의 비타민C 보충을 위해 신선한 차를 찾던 도중 호주와 뉴질랜드 해안 일대에서 티트리 나무 주변의 물이 붉은 갈색으로 변해있어 홍차와 비슷하다고 생각하여 차로 마시기 시작했고 이때부터 티트리(tea tree)라는 이름이 유래 되었다.

수 세기 동안 호주 원주민은 전통의학으로 기침과 감기를 치료하기 위해 티트리 잎을 흡입했으며, 제2차 세계대전 때에는 호주 원정군의 병사들에게 피부창상의 치료제로 티트리를 사용하였다.

티트리 잎 약 100kg으로 1kg의 에센셜 오일이 추출된다.

Treatment

티트리는 부비동 감염과 호흡기 문제를 일으키는 나쁜 박테리아의 성장을 억제할 수 있고, 잔기침과 감기 등을 완화하는 데 도움이 된다. 강력한 항진균, 항균, 항바이러스 효능으로 헤르페스, 인두염, 비염, 기관지염, 염증을 개선하고 백혈구 생성을 촉진하는데 도움을 주어 만성 염증을 완화시키고 면역체계를 강화시킨다.

특히, 티트리의 주요 성분인 테르피넨-4-올은 항박테리아 효능을 가지고 있어 상처 부위나 긁힌 자국에 대한 훌륭한 소독제이며, 경미한 상처, 찰과상 등의 치유 촉진제로 사용될 수 있다.

두피의 곰팡이와 모낭 자극으로 발생되는 비듬 치료뿐만 아니라 손발톱 곰팡이 감염치료에 큰 도움을 준다.

Psychology & energy

티트리의 뛰어난 진정 효능은 긴장된 몸과 마음을 진정시켜 수면의 질 개선에 도움이 된다.

신체 해독제 주니퍼 베리(Juniper berry, 향나무)

· 학명:	*Juniperus communis*	· 원 산 지:	호주, 뉴질랜드, 프랑스
· 추출부위:	과실, 잎	· 추출방법:	수증기 증류법
· 과:	측백나무과(Cupressaceae)		
· 주요성분:	감마-테르피넨, 테르피넨-4-올, 알파-테르피넨, 멜라루카 등		

Story

가장 오래된 식물 중 하나인 주니퍼 베리의 가지와 열매는 고대부터 치유와 영적인 목적으로 사용되어왔다.

주니퍼 베리를 출입구에 걸어두고 할로윈에 불태워 악귀를 쫒았고, 밤에 주니퍼 베리를 태우면 마녀를 멀리할 수 있다고 믿었으며, 겨울에 주니퍼 베리를 따는 꿈을 꾸면 일이 잘 풀린다고 믿었다.

고대부터 약용으로 사용된 주니퍼 베리는 50종 이상이 있으나, 이중 에센셜 오일로 이용되는 주니퍼 베리 열매는 *Juniperus communis*로 알려진 *Common Juniper*을 사용한다.

주니퍼 베리는 향기로운 열매에서 에센셜 오일을 추출하며 신체를 깨끗하게 정화하는 훌륭한 해독제이다.

Treatment

주니퍼 베리는 근육 경련의 통증을 완화시킴은 물론이고 경련 방지 특성이 있어, 호흡기 질환을 완화시키며, 소화 장애와 방광염, 만성 관절염, 통풍, 류마티스 치료에 특히 유용하다.

또한, 희석된 에센셜 오일은 피부를 따뜻하게 하는 온열 효능을 가지고 있어, 체액 순환을 촉진하는 훌륭한 이뇨제로 작용하여 배뇨를 증가시켜 신체에 쌓인 여분의 물, 소금, 독소 및 노폐물 제거를 촉진한다.

주니퍼 베리는 훌륭한 항균작용으로 상처치유에 효과적이며, 또한 천연 방부제로 주름을 예방하고 피부의 결점을 줄여 피부를 깨끗하고 맑게 유지하도록 도와준다.

그러나 주니퍼 베리는 뛰어난 이뇨제이므로 신장에 문제가 있거나 임신 중에는 사용을 피하는 것을 권한다.

Psychology & energy

주니퍼 베리의 신선한 향은 마음을 편안하게 하고 긴장을 풀 수 있도록 도와준다.

불안, 만성 스트레스 또는 피로 등이 쌓여있는 경우 이 에센셜 오일의 향기를 흡입하는 것만으로도 정신적 균형을 다시 맞출 수 있다.

또한, 불면증으로 고통 받는 사람들의 편안한 수면을 촉진하는 데 도움이 될 수 있다.

가라앉고 까라지는 마음에 긍정적으로 작용하여 산뜻한 일상을 즐길 수 있는 에너지를 제공한다.

진정 작용이 뛰어난 달콤한 만다린(Mandarin)

· 학명:	*Citrus reticulata*	· 원 산 지:	인도, 동남아시아, 미국
· 추출부위:	과피	· 추출방법:	냉압착
· 과:	운향과(Rutaceae)		
· 주요성분:	A- 피넨, B- 피넨, 미르 센, 리모넨 등		

Story

만다린의 학명 'Citrus reticulata'에서 'reticulata'는 '그물'을 의미하는 라틴어에서 유래되었으며, 일반적으로 '만다린 오렌지'라고 부른다.

만다린은 동남아시아가 원산지이며 인도, 일본, 중국 남부 및 동인도에서 풍부하게 재배된다.

1800년대 초 중반에 걸쳐 영국의 자연 사학자인 아브라함 흄 경(Sir Abraham Hume)이 두 가지 품종을 중국에서 가져와 영국으로 옮겨졌으며 이는 지중해 전역으로 퍼졌다. 또 다른 품종이 뉴올리언스에 도입되었고 플로리다를 거쳐 캘리포니아로 그리고 미국 전역에 퍼졌다.

수천 년 동안 중국 전통의학에서 사용되었던 만다린은 모든 감귤류 에센셜 오일 중에서 순하고, 달콤하며 진정작용을 하는 것으로 알려져 있고 높은 치유력을 가지고 있다.

유럽에서는 노인과 어린아이들의 소화 불량과 딸꾹질 치료제로 사용되었다.

Treatment

만다린은 과도한 가래를 줄여 호흡기 시스템을 편하게 하며, 신진대사를 자극하여 소화력을 향상시키고 노인들의 식욕 부진을 개선하는 데 사용된다. 메스꺼움이나 멀미 등에 효율적으로 사용되며, 소화불량, 가스 완화, 위염 등의 장 문제에 사용하면 좋다.

세균 및 곰팡이 발생을 막아 피부의 감염을 예방하는 효능이 있으며, 또한 림프의 순환을 개선하는 데 도움을 주어 여드름 감소, 피부 미백, 흉터 및 검버섯 감소, 튼 살, 주름 등의 개선에 뛰어난 효과가 있다.

만다린에 풍부하게 포함된 리모넨 성분은 종양의 성장 억제에 도움을 주는 것으로 알려지면서 현재 활발하게 연구되고 있다.

Psychology & energy

만다린은 교감신경을 진정시켜 심리적 & 신체적 긴장을 완화하는 효과가 뛰어나며, 피로에 지친 정서에 활기찬 에너지를 충전시켜 준다. 안절부절못하고 공격적인 신경성 불안, 스트레스로 인한 불면증 등에 매우 효과적이다.

특히, 어린이가 예민한 성향으로 주의 집중력이 떨어지고 신경질적인 정서를 보일 경우, 정서적 안정을 되찾아 긍정적 성향으로의 변화를 유도하는 치료에 이상적이다.

사랑의 속삭임, 일랑일랑(Ylang ylang)

- 학명: *Cananga odorata*
- 원 산 지: 필리핀, 인도네시아, 말레이시아
- 추출부위: 꽃
- 추출방법: 수증기증류법
- 과: 포포나무과(Annonaceae)
- 주요성분: 리날롤, 파네솔, 게라니올, 벤질 아세테이트, 유게놀, 제라닐 아세테이트 등

Story

카난가 오도라타(Cananga odorata) 나무에서 피는 과일 향과 꽃 향이 아름다운 '일랑일랑(Eelang Ee-lang)' 꽃은 타칼로그어 단어 'ilang'에서 꽃 중에 꽃이라는 이름을 얻었다.

인도네시아에서는 신혼부부의 사랑을 촉진하고 진정시키는 특성으로 신혼방 침대에 일랑일랑 꽃을 뿌렸다. 필리핀에서는 곤충과 뱀에 물린 상처, 화상 등의 치료제로 사용하였다.

일랑일랑 나무의 노란색 꽃은 밤에만 피며, 깊고 아름다운 향을 가지고 있다. 밤에 가장 강렬한 향기를 발산하고 개화기에 절정에 달한다. 최고의 향을 담기 위해 꽃은 일출 시간에 따서 바로 증기 증류한다.

섬세하고 강렬한 향은 샤넬 N5(Chanel number five)와 같은 향수에서 가장 많이 사용된다.

일랑일랑 꽃 약 90~100kg에서 1~2리터의 에센셜 오일을 추출할 수 있다. 가장 강렬한 향을 가진 첫 번째 추출 에센셜 오일은 '엑스트라'이다. 엑스트라 이후로 3~4번 정도 더 증류할 수 있다.

Treatment

일랑일랑의 진정 효과는 심박 수를 조절하고 신경계를 진정시키고 혈액 순환을 도와 혈압을 낮추고 스트레스 호르몬인 코티솔의 수치 감소에 도움이 된다.

일랑일랑은 최음제로 간주되어 발기 부전, 조루 등 성적으로 문제가 있는 경우에 효율적으로 사용되어질 수 있으며, 여성의 생식기 강화로 생리 통증을 완화시키며, 호르몬의 균형을 잡아준다.

혈액순환을 촉진하여 박테리아와 염증을 제거하고 여드름을 감소시키며 피지분비의 균형을 이루도록 도와주며, 강한 모발의 성장을 촉진하고, 두피의 가려움증 완화뿐만 아니라 푸석푸석한 모발과 피부에 수분을 공급한다.

Psychology & energy

일랑일랑에 함유된 리날로올은 불안을 줄이고 웰빙과 평온함을 촉진하는 특성으로 두려움을 없애고 긴장을 풀어 진정시키는 데 매우 효과적이다.

일랑일랑의 관능적이며 매혹적인 향기는 자유롭고, 해맑고, 직관적이며, 즐거운 감정을 상승시키는 아름다운 향이다. 과거의 감정적 트라우마로 인하여 일상이 답답하고 사방이 막혀 있는 느낌으로 모든 에너지가 파괴되어 있다면, 일랑일랑은 이를 극복할 수 있도록 자존감, 내면의 평온함, 성숙한 삶을 지탱할 수 있는 정신적 힘과 자신감을 높이는 데 도움을 준다.

구강 청결을 위한 스피어민트 (Speamint)

- 학명: *Mentha spicata*
- 원 산 지: 지중해
- 추출부위: 잎과 꽃
- 추출방법: 수증기 증류법
- 과: 꿀풀과(Lamiaceaee)
- 주요성분: 카르본, 카보인, 리몬네, 1.8 시네올, 베타 메르센 등

Story

박하과에서 가장 오래된 식물인 스피어민트는 전통적으로 소화를 돕는데 사용되었다. 인도의 아유르베다 의학에서 두통을 완화하기 위해 사용되었고, 그리스에서는 최음제, 성병 치료, 딸꾹질 등을 치료하는 데 널리 사용되었다.

일반적인 에센셜 오일보다 부드러운 향과 효능으로 어린이, 노인, 민감한 피부를 가진 사람들에게 이상적이다.

Treatment

스피어민트는 장내의 가스 생성을 억제하여 복부 팽만감, 메스꺼움, 구토 등의 소화불량을 예방하거나 완화하기 위해 사용된다.

냉각 특성으로 근육통증, 관절염으로 인한 통증완화에 효과적이며, 또한 피부의 탄력을 증가시키고, 피부의 건조로 인한 가려움증을 완화하는 데 도움이 된다.

스피어민트는 구강염증 및 박테리아 증식을 억제해 구강건강을 증진시키며 혈액순환을 촉진하여 신체의 독소를 배출시키고 신진대사를 높여 면역력 강화에 도움이 된다.

주의해야 할 점은 스피어민트에는 통경제(通經劑)로 쓰이는 월경 촉진제(emmenagogue)가 포함되어 있어 임신 중에는 사용을 삼가는 것이 좋다.

Psychology & energy

스피어민트는 뇌에 긍정적 자극을 주어 집중력을 높이고 긴장과 불안한 감정을 조절하는데 도움이 된다. 스피어민트의 싱그럽고 활기찬 향기는 스트레스를 완화시키고 기분을 고양시킨다.

림프 흐름을 촉진하는 파출리 (Patchouli)

· 학명:	*Pogostemon cablin*	· 원 산 지:	인도네시아, 인도, 필리핀
· 추출부위:	잎	· 추출방법:	증기 증류
· 과:	꿀풀과(Cupressaceae)		
· 주요성분:	파출로(33~35%), 불네센, 알파 파출렌, 카요필렌 등		

Story

향수에서 가장 널리 사용되는 파출리의 'pacholi'는 힌두어로 '냄새'를 의미하며, 다른 이름으로 고대 타밀어(Tamil)인 '녹색(green)'을 의미하는 'patchai'와 잎을 의미하는 'ellai(leaf)'에서 유래하였다.

초기 유럽에서 파출리 1파운드는 금 1파운드의 가치로 거래되었고, 이국적인 향을 지닌 파출리는 19세기 초 인도와 인도네시아에서 유럽으로 수출하는 실크나 카펫을 나방과 곤충으로부터 보호하기 위한 방충제로 파출리 잎을 사용하였다.

전통의학에서는 감기, 두통, 발열, 메스꺼움, 구토, 설사, 복통, 곤충 및 뱀에 물린 데 사용된다.

파출리 종으로는 *Pogostemon hortensis, Pogostemon heyneanus, Pogostemon cablin* 등이 있다. 그 중 *Pogostemon cablin* 종이 다른 종에 비해 상대적으로 치료 특성이 우월하기 때문에 에센셜 오일로 광범위하게 재배되는 종이다.

Treatment

파출리는 정맥이나 림프액의 흐름을 촉진하여 체액 순환을 도와 치질, 부종 및 내증을 개선시킨다.

파출리의 주요 성분인 파출롤과 불네센은 감염의 확산을 막는 항균, 항진균제 및 항바이러스제로 비듬, 건선, 가려움증과 같은 모발문제, 여드름, 습진, 건조하고 갈라진 피부, 손톱 곰팡균 등의 피부의 세포재생 촉진 및 치료에 유용하다.

Psychology & energy

독특한 이국적 우디(woody) 향을 가지고 있는 파출리는 신경을 진정시켜 진정작용제로 작용하여 우울증, 불안, 스트레스를 완화한다.

또한 과도한 생각과 걱정으로부터 마음을 진정시켜 깊은 휴식을 갖게 하며, 신체적, 정신적 힘을 자극하여 자신감과 해방의 자유를 얻도록 도와준다.

지속적인 정신적 활동으로 지칠 경우에 그로인한 성적문제 개선에 도움을 주며, 특히 스트레스로 인한 과식, 폭식 등의 식욕을 조절해 주는 역할을 한다.

신체를 따뜻하게 하는 블랙 페퍼 (Back pepper)

· 학명:	*Piper nigrum*	· 원 산 지:	열대 아시아, 인도
· 추출부위:	과일	· 추출방법:	증기 증류
· 과:	후추과(Piperaceae)		
· 주요성분:	피페린, 리날룰, 사비넨, 미르센, 리모넨 등		

Story

가장 널리 사용되는 향신료 중 하나인 블랙페퍼는 향신료, 의약품, 방부제 및 향수와 같은 다양한 용도로 사용되고 있다.

약 3,000년 전 고대인도 산스크리트어로 기록된 것을 찾아볼 수 있을 정도로 긴 역사를 가지고 있다. 로마에서 블랙페퍼는 권력과 풍요의 상징이었으며, 수백 년 동안 블랙페퍼는 화폐의 수단으로 사용되었다.

이집트에서 블랙페퍼는 신체를 방부처리하기 위한 중요한 성분이었다. '이집트 태양'의 왕인 람세스 2세의 미라(mummy)에 방부제 및 내세에서 불쾌한 냄새를 풍기지 않도록 그의 콧구멍에 후추를 넣었다.

Treatment

블랙페퍼 맛을 내는 피페린은 블랙페퍼의 주성분으로 순환계를 자극하여 몸을 따뜻하게 데워 수족냉증 치료에 효과적이다. 특히 모세혈관을 확장시켜 혈액 순환의 흐름을 원활하게 하여 신체 해독, 관절염, 류머티즘 통증 및 신체의 냉증으로 인한 두통을 동반한 피로감 등을 완화하는데 큰 도움이 된다. 또한, 피페린은 소화기관에도 영향을 미쳐 소화불량, 복통, 변비, 복부 팽만감, 헛배부름 등을 포함한 소화 장애를 치료하는데 도움을 준다.

비장을 자극하여 혈액 생성에 도움을 주어 빈혈치료에 도움을 주며, 신진대사를 높여 비만을 예방하는데 효과적이다.

Psychology & energy

블랙 페퍼의 성격은 엄격하고 독재적인데, 가족에게 강한 책임감을 갖는 경향이 노인의 성격과 비슷하다.

블랙 페퍼의 향은 마음을 맑게 하고 집중력과 스트레스 완화를 제공한다. 또한 최근 연구에 따르면 흡연에 대한 갈망을 억제시키며 중독으로 인한 불안한 감정을 줄이는데 도움을 준다.

고요한 휴식의 시간을 마련해 주는 베티버(Vetiver)

· 학명:	*Vetiveria zizanioides*	· 원 산 지:	열대 아시아
· 추출부위:	뿌리	· 추출방법:	증기 증류
· 과:	벼과(Poaceae)		
· 주요성분:	쿠시몰, 이소발렌세놀, 카르본 등		

Story

베티버는 벼과에 속하는 식물로 이름은 '파낸 뿌리'라는 의미를 가지고 있다. 서식지는 주로 습지나 늪과 같은 낮고 습한 곳에서 야생에서 자라는 베티버는 가는 잎과 단단한 줄기를 가지며 갈색과 보라색 꽃을 피운다.

아유르베다에서 베티버는 호르몬 불균형, 관절염 및 기타 관절 통증, 근육통, 두통, 발열, 에너지 손실 및 피부 문제를 해결하는 데 사용되었으며, 아열대 지역에서는 흠뻑 물에 적신 베티버 뿌리를 문 위에 매달아 뜨거운 공기를 식혀 주는 용도로 사용되었다.

피부에서 증발하는 속도가 느려 함께 블랜딩하는 에센셜 오일이 빨리 증발하는 것을 방지하는 고정제로도 사용된다.

베티버의 성분은 매우 복잡하고 특이한 성분이 많이 포함되어 있어 성분에 대한 많은 분석이 절대적으로 필요하다.

Treatment

베티버는 천연 강장제로 진정시키고 회복시키는 특성으로 소화기, 면역 및 신경계가 건강해지며 강력한 항균 특성 순환계 및 신경계의 감염의 성장을 예방하고 피부, 세포 및 조직의 재생을 촉진한다.

잔주름과 주름을 예방하고 피부의 표피를 강화하고 재생하는 능력으로 노화 방지 스킨케어로 훌륭하게 사용된다.

Psychology & energy

고대 중국 치료사는 베티버의 달콤하고 기분 좋은 흙 향을 부정적인 감정을 제거하여 감정의 균형을 맞추고 신체에 활력을 불어 넣기 위해서 사용하였다.

신경과민으로 감정 기복이 심하고, 쉽게 흥분하고, 타인에게 지나치게 공격적인 성향을 제어시키고 둥둥 떠 있는 감정을 안정화시켜 자아를 땅속 깊이 안전하게 뿌리를 내릴 수 있도록 돕는다.

마음과 몸을 진정시키고 긴장을 풀어주어 산만하고 집중력이 부족한 어린이, 특히 ADHD 치료에 유용하게 적용된다. 즉, 베티버는 뇌의 신경에 작용하여 긴장을 풀어주고 불안과 우울증 완화에 도움을 주어 차분하고 평화로운 심리적 변화를 유도한다. 수면 질의 향상을 위해 잠들기 전 발바닥에 발라준다.

천연 항생제 오레가노 (Oregano)

· 학명:	*Origanum vulgare*	· 원 산 지:	지중해 지역
· 추출부위:	잎	· 추출방법:	수증기 증류법
· 과:	꿀풀과(Lamiaceae)		
· 주요성분:	카바크롤(Carvacrol, 93%), 티몰, p- 시멘, γ -테르피넨, 티몰, 오시멘 등		

Story

오레가노는 약용 허브 식물로 스페인 백리향, 야생 마조람이라고도 불리지만 백리향(타임)이나 달콤한 맛의 마조람과는 다르다.

단맛과 강한 풍미를 가지고 있어 오랫동안 지중해 요리에 널리 사용되었으며, 세계적으로 가장 인기 있는 식용 허브중 하나이다. 우리에게는 소스, 파스타, 피자 등의 요리로 친숙하다.

로마의 여신 비너스(Venus)가 있었다면 그리스에는 여신 아프로디테(Aphrodite)가 있었다. 그리스인들은 여신 아프로디테가 오레가노를 만들었고 그녀가 만든 오레가노가 삶의 기쁨의 상징이 되기를 원했다고 믿었다. 그래서인지 오레가노는 그리스어 '산, oros' 과 '즐거움, ganos'을 뜻하는 합성어에서 유래되었다.

고대 그리스에서는 마약 중독이나 독극물 등의 해독제로 중세시대 유럽에서는 치통, 소화 불량, 류머티즘, 기침과 같은 많은 질병의 치료제로 오레가노 잎을 씹어 먹었다.

히포크라테스는 소화제, 호흡기 피부감염 등의 치료제로, 중국인들은 열, 메스꺼움, 소화불량에 사용하였으며, 영국의 엘리자베스 시대에는 행복, 평온, 행운, 건강 등의 상징이 되기도 하였다.

Treatment

오레가노는 자유 라디칼을 제거하고 세포 손상을 예방하는 천연 항생제인 카바크롤(carvacrol)이 풍부하게 포함되어 있어 독감과 감기, 관절염, 신경계 질환 등의 치료제로 사용되고 있으며, 최근에는 폐암, 유방암 등의 치료제로 연구되고 있다.

특히 오레가노는 체내에 축적되는 지방을 억제하여 체중감량에 도움을 주는 것으로 인기를 얻고 있다.

또한 오레가노는 카바크롤 다음으로 티몰(thymol)성분을 가지고 있다. 티몰 성분은 강력한 방부제이며, 항산화제로 콜레스테롤(LDL)을 낮추고 염증을 감소시키며, 만성적 근육 통증을 완화시키는데 큰 기여를 한다.

강력한 항균제로 곰팡이 균을 억제하여 손·발톱의 무좀 및 여드름 치료에 효과적이며, 특히 피부 노화를 늦추는 안티에이징(anti-aging)으로 훌륭한 에센셜 오일이다.

psychology & energy

오레가노는 독성물질인 자유 라디칼(free radical)을 제거하여 만성 스트레스와 우울증을 완화시킨다.

오레가노 발향으로 실내 공기를 정화하며, 취침 전 오레가노를 발향하거나 1~2방울을 베개에 떨구면 진정 및 이완효과로 깊은 수면을 취할 수 있다.

진정으로 고요한 평화, 마조람(Sweet marjoram)

- 학명: *Origanum majorana*
- 원 산 지: 프랑스, 이탈리아, 터키
- 추출부위: 잎과 꽃대
- 추출방법: 수증기 증류법
- 과: 꿀풀과(Lamiaceae)
- 주요성분: 리나룰, 알파-테르펜, 사비넨, 테르피놀렌 등

story

마조람은 고대부터 수천 년 동안 의약 및 요리용으로 사용되었다. 종종 비슷한 모양의 잎 때문에 오레가노와 마조람을 혼돈하지만, 오레가노는 쓴 향이 강하고 마조람은 달콤하다. 마조람은 샐러드나 수프에 부드러운 맛을 내기 위해 사용된다.

고대 그리스인들은 경련 및 부종 치료를 위해 사용하였고, 악을 물리쳐 죽은 자에게 편안함과 행복을 주기 위해 무덤 주위에 마조람을 심었다. 그리스의 여신 아프로디테(Aphrodite)와 로마의 여신 비너스(Venus)는 그녀들의 아름다움을 인간이 기억하도록 마조람에 향기를 주었다는 이야기가 있다.

잠들기 전 마조람을 몸에 뿌리거나 바르면 꿈속에서 미래의 배우자를 볼 수 있다고 믿었고, 사랑과 행복의 상징으로 결혼식 날 신부의 머리에 화환이나 부케(bouquet)로 사용하였다.

위대한 식물학자이자 약초학자이며 의사인 니콜라스 컬페퍼(Nicholas Culpeper, 1616~1654년)는 그의 저서, 「켈페퍼의 허브(Culpeper's Herbal)」에 따르면 마조람은 인간의 뇌에 작용하여 정신건강을 돕는다고 하였다.

Treatment

마조람은 부교감 신경에 영향을 미쳐 혈압을 낮추는데 도움을 주고, 신체를 따뜻하게 데워주는 성질로 혈액순환을 원활하게 도와 멍을 풀어주며, 뻣뻣한 근육 통증 및 경련, 류머티즘 통증, 염좌, 동상 치료에 유용하다.

여성 호르몬의 균형을 이루게 하여 월경을 촉진하고 폐경기 증상 개선에 도움을 주며, 최근 연구에 따르면 질염 치료와 호르몬 균형을 회복시켜 다낭성 난소 증후군(PCOS)의 치료에 도움을 주는 것으로 나타났다.

장내의 유해한 균을 제거하고 항궤양으로 작용하여 위장 장애를 치료하고 소화 기능을 회복시켜준다. 마조람은 혈당을 낮추는 잠재성이 있으므로 당뇨

약을 복용하는 사람들은 주의를 기울여야한다. 또한 마조람은 항응고제 성질을 가지고 있어 수술 2~3주 전에는 사용을 중지하는 것을 권한다.

Psychology & energy

뛰어난 제음제이며 천연 진정제로 불면증, 우울증, 신경쇠약 등에 유용한 치료제이다.

마조람 발향으로 몸과 마음을 따뜻하게 하여 정신적인 긴장을 완화해주는 효과로 심리적 긴장감과 부담을 줄여 진정한 휴식을 가져다준다.

천연 피부치료제, 샌달우드 (Sandalwood, 백단향)

· 학명:	*Santalum album(인도)* *Santalum spicatum(호주)*	· 원 산 지:	인도, 호주, 인도네시아
· 추출부위:	심재	· 추출방법:	수증기 증류법
· 과:	백단과(Santalaceae)		
· 주요성분:	알파-산탈롤, 베타 산탈롤 등		

Story

샌달우드는 '신성한 나무'를 뜻하는데, 샌달우드의 냄새가 악령을 몰아내는 보호 나무로 여겨져 왔고 힌두교에서는 더 높은 환생을 돕는다고 여겨왔다.

가장 오래된 약용 식물 중 하나인 샌달우드는 중국의 당나라 때에는 호흡기 질환을 치료하기 위해 사용되었고, 티베트에서는 승려들이 몸을 이완하고 마음을 집중시키기 위해서 사용되었다. 인도의 아유르베다 의학에서는 염증 및 피부 질환 치료제로 사용하였다.

전 세계적으로 약 12종 이상의 에센셜 오일로 추출되는 샌달우드가 있으나, 그중 인도의 야생 샌달우드는 세계 최고로 인정받고 있다.

그러나, 인도의 샌달우드 'Santalum album'는 과도한 수확과 밀렵으로 인해 아시아 서식지에서 멸종 위기에 처하게 되었고, 1998년 이후로 국제자연보전연맹(International Union for Conservation of Nature)에서 이 나무를 취약종으로 지정하였다. 이로 인하여 야생에서 자란 샌달우드의 수확 및 수출은 엄격하게 제한되었다.

샌달우드의 심재에서 증기 증류방법으로 추출되는 오일의 평균 수율은 3~6%이다.

Treatment

샌달우드의 소염 효과는 방광염, 요로감염, 감기, 기관지염 및 아토피, 습진, 건선, 피부염과 같은 피부 질환의 염증을 줄이는 데 도움이 될 수 있다. 피부에 수분을 공급 및 피부 세포 성장 촉진으로 피부 장벽 기능 향상, 피부 건조 방지, 쌓여진 각질 제거, 주름 예방에 효과적이다.

체액의 순환을 활성화하여 치질, 정맥류, 하지 부종 등의 완화와 노폐물 배출 및 터질 것 같은 복부 팽만감을 해소시키고 셀룰라이트 감소를 돕는다.

Psychology & energy

스트레스 호르몬인 코티솔의 수치를 낮추어 진정 및 불안 완화에 효과적으로 작용한다.

마음을 부드럽고 고요하게 진정시켜 정서의 정화 및 균형을 이루게 한다. 복잡한 생각을 정리하고 자신의 모습을 돌아볼 수 있는 마음의 여유를 갖게 한다.

천연 피부치료제, 시더우드 (Cederwood, 삼나무)

· 학명:	*Cedrus atlantica*	· 원 산 지:	모로코, 알제리
· 추출부위:	목재	· 추출방법:	수증기 증류법
· 과:	소나무과(Pinaceae)		
· 주요성분:	알파-히마칼렌, 베타-히마칼렌, 델타카디넨, 투잡센, 위드롤 등		

Story

시더우드는 북아프리카의 아틀라스 산맥에서 기원하며, 모로코 삼나무, 히말라야 삼나무, 아틀라스 삼나무, 대서양 삼나무 등 다양한 이름으로 알려져 있다.

역사적으로 고대 이집트인들은 장례 의식으로 사후 세계를 위해 죽은 자의 내장을 보관하던 캐노픽 항아리에 방부제로 시더우드를 사용하였다.

시더우드의 뛰어난 방충효과는 고대 솔로몬 왕의 성전을 지을 때 사용하였으며, 종이 이전의 기록지였던 파피루스(Papyrus)를 곤충과 나방으로부터 보호하기 위해 담가 두었다.

Treatment

시더우드는 피부 깊숙이 영양을 공급하는 최고의 에센셜 오일 중 하나로 건강하고 젊어 보이는 피부를 유지시켜주고 비듬 제거, 탈모 예방, 모발성장 등 전반적인 두피 건강에도 이상적이다. 뛰어난 항진균 특성으로 상처, 흉터 및 여드름 개선 효과와 항염증 특성으로 인해 근육통, 관절통 및 뻣뻣한 통증 등의 문제를 해결하는 데 적합하다.

진경제 특성은 기침, 소화, 호흡기 질환, 신경 및 월경과 관련된 경련을 진정시키는 데 도움이 된다. 특히 폐의 가래를 제거하고 체액의 울혈 완화에 효과적이므로 감기나 기침이 있을 때 사용하는 것이 좋다.

시더우드에는 천연이뇨제인 베타세드렌, 세드롤 및 투잡센 등이 풍부하게 포함되어 있어 부종을 완화시키고 몸속에 쌓여있는 독소배출을 돕는다.

Psychology & energy

시더우드의 부드럽고 상쾌한 성질은 몸을 진정 및 이완시키는 것으로 알려져 있다. 이는 긴장된 상황에서 스트레스와 불안을 완화시켜 몸과 마음에 휴식을 촉진한다.

시더우드는 부교감 신경 활동을 증가시키고 세로토닌 생성을 증가시켜 수면을 촉진하여 불면증 개선에 도움을 주어 삶의 질을 향상시킨다.

뇌 활동을 향상시켜 과잉행동을 감소시키면서 감정의 균형을 유지시키고 집중력을 높이는 데 도움이 된다.

Tip. 시더우드 종류

원산지	이름	학명
모로코	아틀라스 시더우드	Cedrus atlantica
중국	중국 삼나무	Chamaecyparis funebris =Cupressus funebris
인도	히말라야 시더우드	Cedrus deodara
미국	텍사스 시더우드	Juniperus mexicana =Juniperus ashei
	버지니아 시더우드	Juniperus virginiana

가장 강력한 항혈종, 헬리크리썸 (Helichrysum)

· 학명:	*Helichrysum italicum*	· 원 산 지:	스페인, 이탈리아
· 추출부위:	잎	· 추출방법:	수증기 증류법
· 과:	국화과(Asteraceae)		
· 주요성분:	네릴 아세테이트, 디케톤, 리모넨, 리날로올 등		

Story

헬리크리썸은 '에버라스팅(everlasting)', '이모르텔(immortelle, 불멸의 꽃, 영원한)' 또는 잎에서 강한 카레 냄새가 나기 때문에 '카레 풀' 등의 다양한 이름으로 널리 알려져 있다.

'Helichrysum'은 그리스어 '태양, helios'과 황금색의 꽃잎을 의미하는 '금, chrysos'에서 유래되었다. 예로부터 신부의 화관을 만드는데 사용되었으며, 고대인들은 이 식물을 달인 증기를 사용하여 호흡기를 맑게 하고 이뇨특성의 혜택을 얻었으며 상처 치유제로 사용하였다.

Treatment

헬리크리썸은 강력한 항혈종(血腫 ; 신체 내부에서 발생한 출혈로 혈액이 한곳에 고여 형성된 혈액 덩어리)으로 멍이든 피부를 완화하기 위해 널리 사용된다.

헬리크리썸은 항진균 및 항산화 작용능력이 우수하여 면역 체계가 약해지면 나타나는 아구창(입이나 목구멍)과 요로감염 및 여성의 생식기 등에서 흔하게 발견되는 칸디다 균(효모감염)을 억제하는데 매우 유용하다.

특히 혈관의 흐름을 원활하게 도와 혈압을 낮추고 혈관 상태를 개선시켜 심장 건강 증진에 도움을 준다. 뿐만 아니라 신장과 간을 해독함으로써 신장결석의 위험을 줄이고 요로결석에 효과를 볼 수 있다.

디케톤이 포함된 헬리크리썸은 피부의 염증이나 곰팡이균을 억제시키므로 여드름 치료제로 사용되며, 특히 접촉성 피부염, 알레르기 증상 등에 매우 효과적이다. 또한 새로운 세포의 생성을 촉진하는 특성으로 흉터를 감소시키고, 과색소 침착을 완화시켜 피부 톤을 매끄럽고 균일하게 유지시켜 주며, 수분을 충분히 공급시켜 주어 건강하고 탄력적인 피부로 가꾸어 준다.

Psychology & energy

에스테르가 풍부한 헬리크리썸은 진정작용으로 심신안정, 진정이 필요할 때 사용된다.

치통을 위한 클로브 버드(Clove bud, 정향)

· 학명:	*Eugenia caryophyllata*	· 원 산 지:	인도네시아, 마다가스카르
· 추출부위:	꽃봉오리	· 추출방법:	수증기 증류법
· 과:	도금양과(Myrtaceae)		
· 주요성분:	유게놀(euganol, 80~90%), B-카르요필렌, 메틸유게놀, 유게닐아세테이트, 카로필렌 등		

Story

클로브라는 이름은 싹이 손톱과 비슷하다고 하여 라틴어 'clavus', 프랑스어 'clou'에서 유래한다.

기원전 3세기 중국 한나라 황제와 대화하기 전에는 입 냄새(구취)를 제거하기 위해 클로브 잎을 씹었다고 한다.

수 세기 동안 중국, 인도 의학에서 클로브의 주성분인 페놀 유게놀(euganol)의 진통성과 냉각 효과는 국소 마취제로 치아의 통증 및 잇몸의 염증, 충치 예방 등 구강 통증 완화를 위해 사용되었다.

인도의 아유르베다는 면역시스템을 강화하기 위해서 클로브를 사용하였다.

인도 요리의 주요 향신료 중 하나로 16~17세기에는 금보다 더 큰 가치를 가지는 향신료 중 하나였다.

귀한 클로브는 인도네시아 말루크(Maluku)섬이 원산지로 클로브의 재배가 확장되기전 까지는 수출을 제한할 정도였으며, 17세기 네덜란드 동인도 회사는 클로브에 대한 독점권을 얻으려 했다.

Treatment

클로브의 주요 성분인 유제놀(약 80~90%)이 포함되어 있어 클로브 특유의 강한 매운 향을 가지게 한다.

유제놀은 강력한 방부제 및 진통제로 마취특성을 가지고 있어 치통으로 고통을 받고 있다면, 캐리어 오일에 클로브를 희석하여 면봉에 흡수시킨 후 잇몸과의 접촉을 피해 아픈 치아에 발라주면 효과를 볼 수 있다.

클로브의 강한 진통 효과로 관절통, 관절염에도 이용되며, 캐리어 오일에 희석하여 가볍게 마사지하면 좋다.

구역질(메스꺼움)에 고통스럽다면 베개나 티슈에 클로브 1~2방울 떨구어 침대 옆에 놓아두면 공기 중으로 확산되어 증상이 완화된다.

습기가 많아 곰팡이가 자주 피는 주방, 욕실에서 사용하는 세제에 클로브와 식초를 추가하여 희석하여 청소하면 효과적이다.

Psychology & energy

클로브는 마음을 진정시키고 에너지를 상승시켜 긴장감, 불안, 스트레스를 완화하고 피로를 줄이는 데 도움이 되는 자극적인 특성을 가지고 있다.

정유명	영명	학명	과	추출 부위	추출 방법
일랑 일랑	ylang ylang	*Cananga odorata*	포포나무과	꽃	수증기 증류법
오렌지 스위트	orange	*Citrus sinensis*	운향과	과피	압착법
로만 카모마일	roman chamomile	*Anthemis nobillis*	국화과	꽃	수증기 증류법
클라리 세이지	clary sage	*Salvia sclarea*	꿀풀과	잎과 꽃	수증기 증류법
그레이후루트	grapefruit	*Citrus paradisi*	운향과	과피	압착법
샌달우드 (백단)	sandalwood	*Santalum album*	단향과	심재	수증기 증류법
주니퍼	juniper	*Juniperus communis*	측백나무과	과실	수증기 증류법
스위트마조람	sweet marjoram	*Origanum majorana*	꿀풀과	잎	수증기 증류법
제라늄	geranium	*Pelargonium graveolens*	쥐손이풀과	잎	수증기 증류법
티트리	tea tree	*Melaleuca aleternifolia*	도금양과	엽	수증기 증류법
네롤리	neroli	*Citrus aurantium var.amara*	운향과	꽃	수증기 증류법
프랑킨센스 (올리바남,유향)	frankincense, olibanum	*Boswellia carteri*	감람과	수지	수증기 증류법
페퍼민트	peppermint	*Mentha piperita*	꿀풀과	잎	수증기 증류법
버가못	bergamot	*Citrus bergamia*	운향과	과피	압착법

유칼립투스	eucalyptus	*Eucalyptus globulus*	도금양과	잎	수증기 증류법
라벤더	lavender	*Lavandula angustifolia*	꿀풀과	꽃과 잎	수증기 증류법
레몬	lemon	*Citrus limon*	운향과	과피	압착법
장미 (다마스크)	rose otto	*Rosa damascena*	장미과	꽃	수증기 증류법
로즈마리	rosemary	*Rosmarinus officinalis*	꿀풀과	잎	수증기 증류법
레몬그라스	lemongrass	•*Cymbopogon flexuosus (동인도형)* •*Cymbopogon citratus (서인도형)*	벼과	잎	수증기 증류법

Chapter 2
노인을 위한 아로마테라피

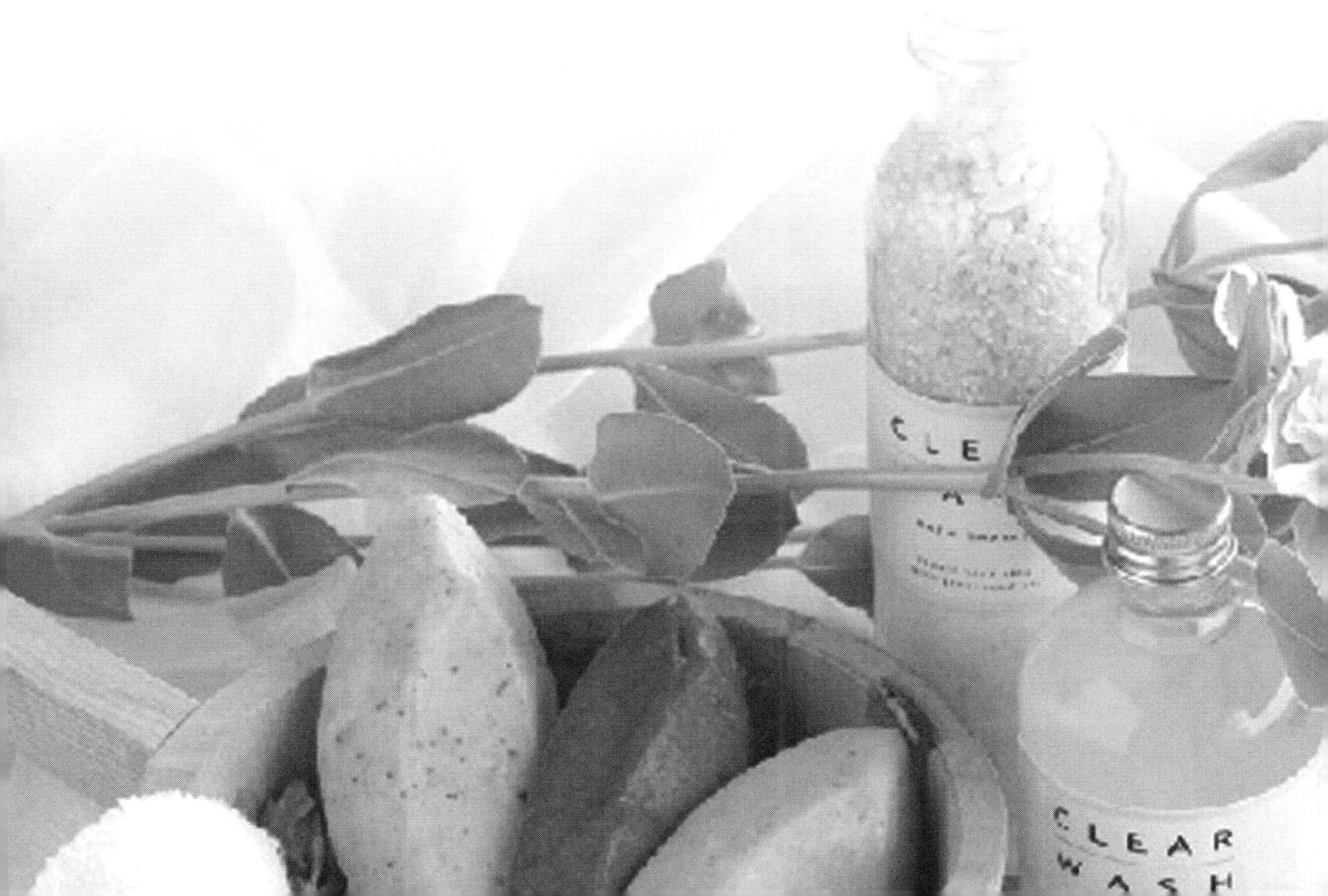

1. 노인을 위한 아로마테라피

노인은 늙어감에 따라 면역체계의 저하로 몸이 쇠약해지면서 정신적, 육체적 건강 문제의 증가로 인하여 삶의 질 저하가 초래된다.

아로마테라피의 역할은 노인의 건강 향상, 진행성 질병 및 치매 관리 등의 전체적인 증상 관리를 위한 전체론적 보조 요법 중의 하나이다.

아로마테라피는 천연 식물에서 추출한 특정 에센셜 오일을 사용하여 신경계에 영향을 미쳐 수면의 질 향상, 스트레스 해소, 개인의 기분 개선에 효과적이다. 또한 호흡기 질환, 수면과 소화, 관절염 및 혈액 순환장애와 같은 질환으로 고통 받고 있는 노인은 다양한 건강 개선 효과의 혜택을 받을 수 있다.

에센셜 오일의 향기는 후각 신경을 통하여 대뇌변연계의 기억력을 제어하는 해마와 감정을 제어하는 편도체에 영향을 미쳐 노화와 치매 등으로 고통 받는 노인에게 긍정적인 보완치료 효과를 기대할 수 있다.

2. 노인을 위한 아로마테라피 적용방법

나이가 든다고, 노인이라고 해서 사랑, 동정, 애정 및 존경에 대한 인간의 기본 욕구가 사라지는 것이 아니라 오히려 노령화되면서 노인&웰빙의 삶을 위해서 더욱 중요한 욕구가 되고 있다.

이러한 노인의 삶의 개선과 증진을 위한 비약물적인 접근 방식으로 신체적, 심리적 불편을 완화하기 위해 안전한 아로마테라피는 노인을 위한 전반적인 삶에 관여하여 삶의 질 향상과 다양한 건강상의 이점을 제공하지만 고려해야 할 몇 가지 사항이 있다.

- 특정 향에 대한 선호도가 다르므로 에센셜 오일의 향을 시향을 통해 향을 선별한다.
- 일부 에센셜 오일은 약물과 상호 작용할 수 있으므로 먼저 노인의 건강상태와 복용하고 있는 약물을 확인하고 담당 의사와 상의를 한다.
- 일부 에센셜 오일의 농도는 매우 강력하므로 사용하는 양과 비율을 지켜야 한다. 일반적으로 건강한 성인 기준의 절반이나 그 이하를 사용한다.
- 노인의 피부는 얇고 건조하므로 아로마테라피 마사지를 할 때 부드럽게 적용해야 한다.
- 노인들이 약으로 착각할 수 있으므로 에센셜 오일을 안전하게 사용하는 방법 및 주의사항은 계속적으로 설명을 해야 한다.

○ 마사지, 족욕, 목욕

지용성 에센셜 오일은 피부를 쉽게 통과하여 혈류로 흡수된 후에 신체의 근육통과 통증, 부비동 울혈을 완화하고 순환을 개선 및 강력한 항산화제 역할을 한다. 또한 항산화 성분이 풍부한 에센셜 오일은 피부를 부드럽고 젊게 보이도록 세포에 작용하여 빛나고 건강한 피부를 만든다.

마사지는 몸의 해당 부위의 온도를 높이고 혈액 순환을 증가시켜 에센셜 오일 분자 흡수율을 높일 수 있다. 일반적 가정용 욕조에 반신욕, 명치 정도의 물의 양에 에센셜 오일 3~5방울 정도를 희석하여 적용하며 족욕시에는 에센셜 오일 12방울 정도를 떨구어 적용한다.

○ 맥박 (pulse point)

에센셜 오일을 효과적으로 사용하는 방법 중의 하나로 맥박 포인트에 롤러 볼(roller ball)을 적용시키는 것이다.

피부에 가장 가까운 곳에 있는 혈액은 맥박이다. 따라서 가장 혈류에 빠르게 흡수되고 빠른 결과를 얻을 수 있어 롤러 볼(roller ball)을 맥박 포인트에 사용하여 여행 중이거나 낮 시간 중 언제라도 간편하게 아로마테라피의 특별한 혜택을 누릴 수 있다.

○ 디퓨저(diffusers)를 이용한 공기 중으로 확산

아로마테라피를 적용하는 가장 보편적이며 안전한 방법은 에센셜 오일을 공기 중에 확산시키는 것이다. 에센셜 오일의 향기분자는 폐에 쉽게 흡수되고 뇌의 후각 시스템을 자극하여 치료적 가치를 생성할 수 있다.

에센셜 오일을 공기 중으로 확산시킬 때는 항상 통풍이 잘되는 곳에서 확산시키고 희석 지침을 지켜야 한다.

○ 티슈 또는 면봉을 이용

티슈 또는 면봉에 1~2방울을 떨어뜨린 후 공간에 두거나 코로 직접 흡입하는 방법이다. 에센셜 오일은 증발 속도가 빨라 아로마를 오래 지속시키지 않고 공간의 이동이 넓지 않은 단점이 있으나 언제, 어디서나 쉽고 빠르게 적용할 수 있어 이동하는 차 안, 작업실, 작은 공간에 사용하기에 좋은 방법이다.

기타 베갯잇이나 윗옷 안쪽, 아로마 인형 등에 응용 적용할 수 있다.

○ 룸 스프레이

스프레이 병에 증류수, 에탄올을 채우고 에센셜 오일을 약 2%로 희석하여 사용한다. 공기 중으로 빠른 확산으로 편하고 쉬운 방법으로 공기를 정화 시킬 수 있다.

○ 목걸이, 팔찌 등을 이용

매우 간단한 방법으로 에센셜 오일 적용 전용 목걸이나 팔찌 반지 등에 에센셜 오일 1~2방울 떨어뜨린 후 착용한다. 피부에 바르지 않고 아로마테라피를 적용하는 방법이다.

○ 전용 흡입기 (아로마 스틱)

립스틱 크기 정도의 에센셜 오일 흡입기는 에센셜 오일을 흡입할 수 있는 작고 휴대 가능한 방법이다. 좋아하는 에센셜 오일 블렌드의 향기를 즐기고 싶을 때마다 사용할 수 있으며, 디퓨저를 휴대할 수 없을 때 사용하기에 적합하다.

○ 증기 확산

따뜻한 물(머그컵 크기) 한 컵에 에센셜 오일 3~5방울 정도를 떨어뜨린다. 증기 이동을 통하여 빠르게 실내로 이동시킬 수 있다.

3. 노인을 위한 아로마테라피 적용

○ 관절통 치료

에센셜 오일은 천연 진통제 및 항염증제로도 작용하여 과도한 수분을 제거해 염증성 관절 질환으로 인한 통증과 뻣뻣해진 관절에 효과적으로 적용될 수 있다. 특히 주니퍼 베리, 카모마일, 진저, 로즈마리 등을 사용한 마사지는 관절 주위의 체액 축적을 줄여주는 효과가 있다.

○ 수면개선

매일 밤 충분한 잠을 자지 못하면 육체적, 정신적 균형이 깨져 일상생활이 순조롭지 않게 된다. 라벤더는 수면을 촉진하는 에센셜 오일로 취침 전에 베갯잇에 1~2방울 떨어뜨리거나 디퓨져에 2~3방울 에센셜 오일을 첨가하면 긴장을 풀고 불면증에 도움이 된다.

○ 호흡기

라벤더, 페퍼민트, 레몬 등의 에센셜 오일을 흡입하면 감기 및 독감 바이러스로 인한 호흡 곤란을 개선하는 데 도움이 된다. 유칼립투스, 티트리, 타임 등은 거담제 역할을 한다.

○ 인지능력 강화

노인들은 집중력을 높이고 기억력 감소로 인한 고통을 덜어주기 위해 로즈마리, 페퍼민트 및 바질 등을 사용할 수 있다. 노인들의 인지능력을 향상시키기 위해 사용을 고려할 수 있다.

○ 식욕 조절

특정 건강상태 또는 약물은 식욕에 악영향을 미쳐 건강한 체중을 유지하는 것이 어려울 수 있다.

활력을 증진하는 에센셜 오일의 발향을 통한 흡입은 식욕을 자극하는 역할을 한다. 감귤류와 진저는 식욕을 자극하는 능력이 있다.

○ 소화보조제

노인들은 소화를 촉진하는 위장기능의 약화로 섭취한 음식을 소화시키는데 어려움이 따른다. 진저, 카모마일, 마조람, 펜넬 등은 소화 보조제로도 사용할 수 있다. 특히 소화 촉진 에센셜 오일을 캐리어 오일에 희석하여 복부를 가볍게 쓸어주는 것만으로도 소화 장애를 개선시킬 수 있다.

○ 활력 증진

감귤류 에센셜 오일인 오렌지, 자몽, 레몬 등은 기분과 에너지가 향상되며, 활력을 샘솟게 한다.

버가못, 로즈 등은 불안감, 우울증과 같은 기분 장애를 치료하는 자연적인 방법으로 증상을 억제하는데 도움이 된다.

○ 혈압관리

노인에게 흔하게 발생되는 질환이 고혈압이다. 고혈압은 또 다른 질병의 위험에 노출되게 하므로 일상적 관리가 매우 중요하다. 라벤더, 마조람, 일랑일랑, 레몬 등은 부교감신경계를 활성화시켜 혈압을 낮추는 역할을 한다.

○ 수면관리

나이가 들면서 줄어든 수면시간으로 인한 고통을 호소하는 노인들이 늘고 있다. 불면증은 노인의 일상적 정신 및 육체 건강에 악영향을 미친다. 라벤더, 마조람, 자스민, 카모마일 등은 노인의 불면증을 개선하고 정신적 평온함을 부여한다.

4. 치매환자를 위한 아로마테라피

치매는 기억, 성격, 언어 및 인지능력과 같은 여러 뇌 기능의 손상 등으로 인해 발생하는 질환으로 현재의 의학은 치매 치료방법 및 치료제를 완벽하게 제공하지 못하고 있다. 그러나 건강상태의 증상을 완화하는 방법은 있다.

아로마테라피는 뇌 부분을 자극하는 후각 수용체가 기억과 감정 조절과 관련된 뇌를 자극하여 작동한다. 치매에서 치료하기 가장 어려운 증상은 환자의 동요와 공격성이다. 에센셜 오일은 기억 상실 환자의 인지 기능과 기억 일부를 자극하며, 또한 치매 환자의 공격성, 초조함 및 기타 정신병적 증상을 진정시키고 억제하는 데 도움이 될 수 있다. 한 연구에 따르면 라벤더, 버가못, 레몬밤 등은 치매에 대한 보완적 치료로서 유용하게 사용될 수 있다.

○ 페퍼민트

치매가 있는 노인은 때때로 불안감을 느낄 수 있다. 페퍼민트는 에너지 수준을 높이고 신경을 진정시켜 정신 능력의 향상에 도움을 준다. 간병인은 아침에 노인을 깨울 수 있는 좋은 방법이므로 페퍼민트나 레몬을 사용할 수 있다.

○ 진저

치매가 있는 노인에게 소화 장애가 있는 경우 진저는 변비, 식욕 부진 및 기타 문제를 치료하는 효과적인 방법으로 사용될 수 있다. 특히 진저를 디퓨져, 흡입, 복부 마사지 또는 실내 스프레이를 통해 적용할 수 있다.

○ 일랑일랑

치매 환자는 종종 수면에 어려움을 겪고, 야간에 불안감을 느끼거나 방향 감각 상실 등의 사건이 발생한다. 이러한 문제를 해결하기 위해 간병인은 건강한 수면을 촉진하는 에센셜 오일을 사용할 수 있다.

일랑일랑은 수면의 질을 높임과 더불어 진정 효과가 있어 불안한 노인에게 필요한 수면을 취할 수 있도록 도와준다.

○ 버가못

치매 노인이 우울하거나 스트레스를 받을 때 싱그러운 버가못 향기가 기분을 고양시킬 수 있다. 버가못은 신경을 진정시키고 기쁨의 감정을 자극하는 것으로 알려져 있어 우울하거나 불안한 노인들에게 이상적이다.

○ 레몬

레몬은 불안감을 완화하고 소화를 개선하며 기억력을 높일 수 있다. 레몬을 공기 중으로 확산시키는 것은 우울증과 외로움이 심한 치매노인에게 유익할 수 있다.

○ 로즈마리

로즈마리의 쾌적한 향은 기억력을 높이고 염증을 완화하기 위해 수세기 동안 사용되어 왔다. 그리스 학자들은 로즈마리를 사용하여 인지기능을 향상시키고 주의력을 높였다.

○ 라벤더

불안한 신경을 진정시키고 분노를 감소시키며 수면 패턴을 조절할 수 있다. 라벤더는 특히 불면증이 있는 치매 노인에게 효과적으로 사용될 수 있다. 노인이 취침 시간 전 베개와 티슈 등에 직접 뿌려 수면을 유도한다.

Chapter 3

호스피스 관리를 위한 아로마테라피

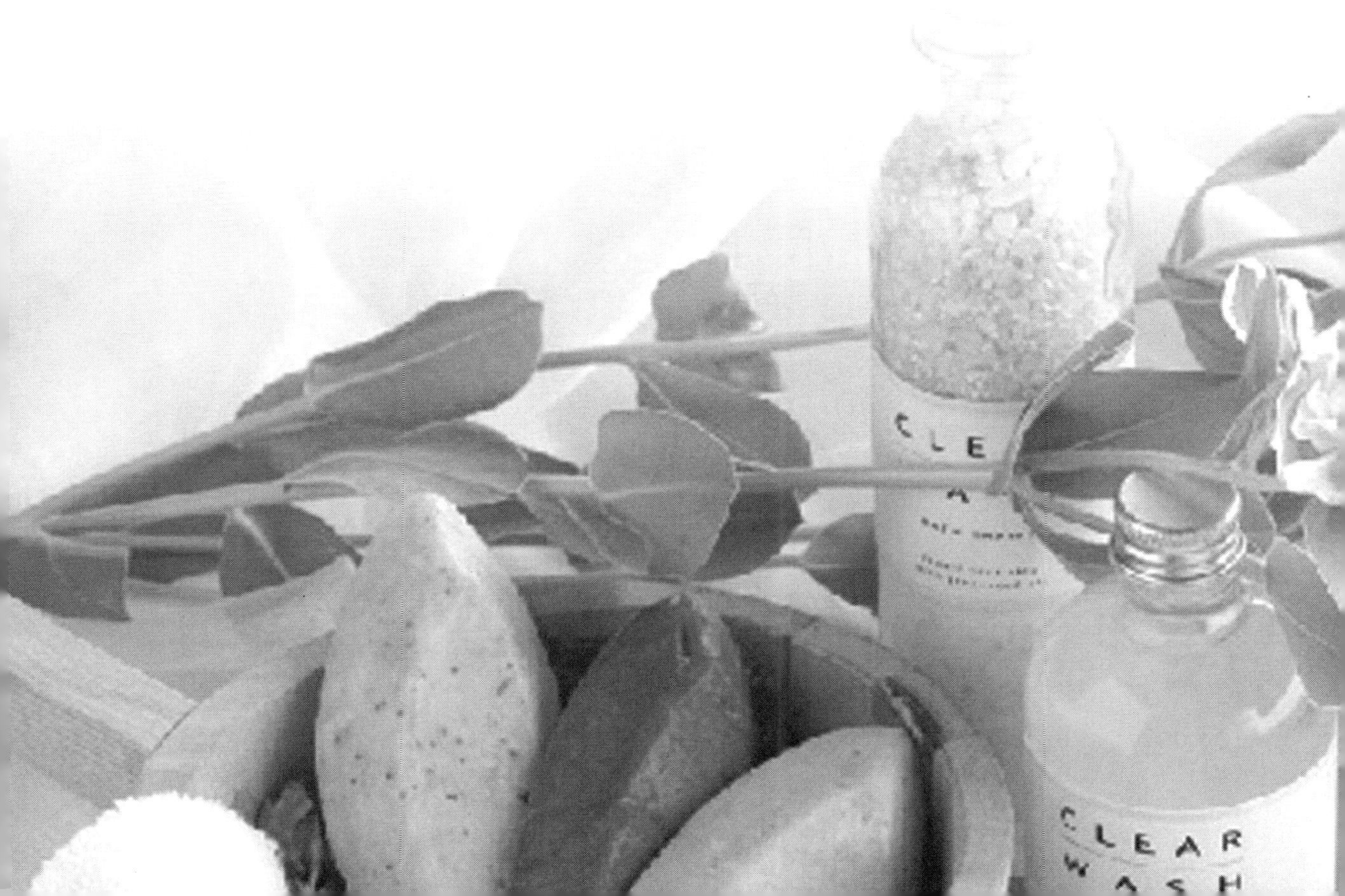

1. 호스피스(Hospice) 유래와 철학

호스피스 유래

'게스트'와 '호스트'를 의미하는 라틴어 'hospitium'에서 유래된 호스피스는 유럽에서 종교 순례자에게 숙박을 제공했던 작은 숙소를 의미하는 말이었다. 긴 여정으로 병이나 건강상의 이유로 성지로의 여행을 떠날 수 없게 되는 경우, 순례자가 그곳에서 치료 및 간호를 받게 되었는데, 이러한 수용시설을 호스피스라고 부르게 되었다.

오늘날 병원을 일컫는 용어인 'hospital'은 교회에서 간호를 맡는 성직자의 헌신과 환대를 뜻하는 호스피탤러티(hospitality)에서 유래되었다. 역사적으로, 병원도 호스피스와 마찬가지로 병원의 의미뿐만 아니라 고아원, 양로원, 길가의 쓰러진 사람들을 수용하는 시설 전반을 일컫는 말이었다.

호스피스 역사

1948년부터 런던 지역에서 불치병 환자들을 위해 간호사로 일하던 시슬리 손더스(Dame Cicely Saunders. 1918. 6. 22~ 2005.7.14) 박사는 1967년에 런던 근처에 말기 환자를 위한 St. Christopher's Hospice를 설립하여 현대적인 호스피스 운동을 시작했다.

손더스 박사의 전문적인 간호에 대한 팀 접근 방식은 현대 통증 관리 기술을 사용하여 사망자를 자비롭게 돌보는 최초의 프로그램이었다.

손더슨 박사는 '당신은 인생의 마지막 순간에 중요합니다. 우리는 당신이 평화롭게 죽을 뿐만 아니라 죽을 때까지 살 수 있도록 우리가 할 수 있는 모든 것을 할 것입니다.'라고 호스피스 케어의 의미를 정의하였다.

1974년 미국에서 코네티컷주 브랜포드에 플로렌스 발트(Florence Wald; 예일대학교 정신 건강 및 정신 간호 프로그램의 교수)와 의사, 간호사, 성직자 등이 코네티컷 호스피스를 설립하였다.

우리나라에서는 1965년 강원도 강릉의 카톨릭 춘천교구의 마리아자매회 수도회의 수녀들이 갈바리의원을 설립하여 가정 호스피스의 효시가 되었다.

그 후 1980년 광주 성요한병원에서 브렌덴(Branden) 간호사가 가정 호스피스를 시작으로 1988년 세브란스병원은 무료 가정 호스피스를 시작하였다.

1988년 강남 성모 병원에서는 국내 최초로 10병상의 호스피스 병동이 개설되었고, 마침내 2016년 2월 3일 호스피스 · 완화의료 및 임종 과정에 있는 환자의 연명의료 결정에 관한 법률이 제정, 2017년 8월 4일부터 시행되었다.

마침내 1986년 세계보건기구(World Health Organization; WHO)에서 완화의료를 정의하였다. 1900년대 말기 암만을 대상으로 호스피스가 제한적으로 제공되었으나, 세계보건기구는 2002년부터는 대상 질환을 확대하고 임종 6개월 이전부터 제공하였으며, 우리나라는 암, 후천성면역결핍증, 만성 폐쇄성 호흡기질환, 만성 간경화, 그 밖에 보건복지부령으로 정하는 질환으로 확대되었다.

2006년부터 완화치료의 국가적, 지역적 조직들의 연결망(network)인 호스피스완화의료동맹(Worldwids Palliative Care Alliance)위원회에서 매년 10월 둘째주 토요일을 세계 호스피스 및 완화치료의 날로 지정하였다.

호스피스 철학

환자는 가족들이 받게 될 부담과 상실감을 걱정하게 되고, 가족은 환자를 보살피며 가족이 떠난다는 상실감에 빠지게 된다. 따라서 환자와 가족 모두가

케어의 대상자가 되며, 환자가 떠난 후 가족의 케어는 환자의 사망 이후에도 일 년 이상 지속되어야 한다.

호스피스 간호 과정을 결정할 때는 치료목적이 아닌 완화 목적으로 환자의 삶을 잘 마무리할 수 있도록 돕는 것을 인지해야한다.

2. 호스피스(Hospice)

호스피스 돌봄(care)

임종을 앞두고 있는, 즉 생존 기간이 6개월 미만 남아있는 말기 질환의 환자와 그 가족들의 삶의 질을 높이기 위한 돌봄으로 환자의 선택이 존중되도록 남은 삶을 더 가치 있게하기 위한 혜택을 지원한다. 치료보다는 간호를 제공하고 안락함과 삶의 질에 초점을 맞추도록 질병에 대한 정보 공유를 통한 의사결정의 수행을 돕고, 환자가 편안하고 최대한 고통스럽지 않게 생활할 수 있도록 지속적인 간호서비스를 제공하는 포괄적(comprehensive)이고 전인적인(holistic) 의료를 의미한다.

즉 환자가 치료에도 불구하고 회생의 가능성이 없어 적극적인 수명 연장치료의 행위는 중단되고, 환자의 통증을 조절함으로써 마지막 삶의 질을 돌보는 것이다. 호스피스 환자는 환자의 집, 요양원, 병원 등에서 마지막 시간을 보낼 수 있다.

호스피스 완화의료

환자는 자신의 삶과 죽음을 조정할 권리가 있으며 환자와 가족의 자율적 선택을 존중하고 소망에 따라 임종이 이루어지도록 한다. 환자의 의사결정 지지, 임종 의사결정, 사망 선택, 유언, 인공소생금지명령 등이 있으며, 만약 환자가 의사결정을 내릴 수 없게 되었을 때는 간호사가 환자의 소망을 실행시킬 수 있도록 도와준다.

환자는 생명을 연장하기 위해 고통스런 질병 치료를 중단하고 영예롭고 존엄하게 자신의 죽을 준비를 할 수 있게 된다. 호스피스 간호를 제공할 때는 판단을 하지 않고 조건 없이 말기환자와 가족을 간호하고 개개인의 특성을 존중해야한다.

우리나라의 연명의료결정법

2016년에 제정된 우리나라의 연명의료결정법(약칭)에 따르면

1. '임종과정'이란 회생의 가능성이 없고, 치료에도 불구하고 회복되지아니하며, 급속도로 증상이 악화되어 사망에 임박한 상태를 말한다.
2. '임종과정에 있는 환자'란 제16조에 따라 담당의사와 해당 분야의 전문의 1명으로부터 임종과정에 있다는 의학적 판단을 받은 자를 말한다.
3. '말기환자(末期患者)'란 적극적인 치료에도 불구하고 근원적인 회복의 가능성이 없고 점차 증상이 악화되어 보건복지부령으로 정하는 절차와 기준에 따라 담당의사와 해당 분야의 전문의 1명으로부터 수개월 이내에 사망할 것으로 예상되는 진단을 받은 환자를 말한다.

환자의 연명의료결정에 관한 법률

호스피스 · 완화의료와 임종과정에 있는 환자의 연명의료와 연명의료중단 등 결정 및 그 이행에 필요한 사항을 규정함으로써 환자의 최선의 이익을 보장하고 자기결정을 존중하여 인간으로서의 존엄과 가치를 보호하는 것을 목적으로 한다.

[제2조 정의]

용어	정의
임종과정	회생의 가능성이 없고, 치료에도 불구하고 회복되지 아니하며, 급속도로 증상이 악화되어 사망에 임박한 상태
말기환자	다음 각 목의 어느 하나에 해당하는 질환에 대하여 적극적인 치료에도 불구하고 근원적인 회복의 가능성이 없고 점차 증상이 악화되어 보건복지부령으로 정하는 절차와 기준에 따라 담당의사와 해당 분야의 전문의 1명으로부터 수개월 이내에 사망할 것으로 예상되는 진단을 받은 환자 가. 암 나. 후천성면역결핍증 다. 만성 폐쇄성 호흡기질환 라. 만성 간경화 마. 그 밖에 보건복지부령으로 정하는 질환
연명의료	임종과정에 있는 환자에게 하는 심폐소생술, 혈액 투석, 항암제 투여, 인공호흡기 착용의 의학적 시술로서 치료효과 없이 임종과정의 기간만을 연장하는 것
연명의료 중단 등 결정	임종과정에 있는 환자에 대한 연명의료를 시행하지 아니하거나 중단하기로 하는 결정
호스피스 · 완화의료	말기환자 또는 임종과정에 있는 환자와 그 가족에게 통증과 증상의 완화 등을 포함한 신체적, 심리사회적, 영적 영역에 대한 종합적인 평가와 치료를 목적으로 하는 의료

3. 완화의료(palliative services) 의미

완화의료의 목표는 질병 및 치료의 증상과 부작용을 예방하거나 치료하고 중병 환자의 기분이 나아지도록 돕는 것이다. 또한 질병이 유발될 수 있는 환자와 가족 모두의 삶의 질 향상, 정서적 고통, 불안 또는 우울증 완화, 통증과 불편함의 최소화, 영적 문제 등을 치료한다.

호스피스와 완화의료의 차이

완화의료와 호스피스 돌봄의 목표는 치료 모두 통증과 증상의 완화와 편안함의 제공이다.

완화의료는 진단과 치료를 동시에 시작할 수 있고 호스피스 환자뿐만 아니라 적극적으로 치료를 추구는 환자에게 제공할 수 있는 치료이다.

호스피스 치료는 질병의 치료가 중단된 후 환자가 질병에서 살아남지 못할 것이 분명할 때 시작된다.

그러나 세계보건기구(World Health Organization, WHO)는 암환자의 신체적, 정신적 통증관리를 위한 완화의료를 말기암환자에 국한되었던 호스피스 케어에 포함하여 개념을 확대하고 있다. 또한 미국호스피스 & 완화의료협회(National Hospice and Palliative Care Organization, NHPCO)에서는 호스피스와 완화의료는 동일하다는 시각을 보이고 있다.

4. 죽음의 시간

죽음의 시간이란 죽어가는 것이 아니다. 남은 시간을 어떻게 살아갈 것인지 결정하는 것이다. 결국 우리 모두는 죽는다는 것을 알고 있다. 아무리 오랜 투병으로 죽음을 예상했을지라도 슬픔과 상실감의 차이는 크지 않다. 죽음의 시간을 가진 사람이나 남겨질 사람, 남겨진 사람 모두에게 매우 큰 충격이며 상실은 매우 크고 회복하는데 많은 시간이 필요하다.

호스피스 케어를 위한 신호

1. 잦은 입원 또는 응급실 방문
2. 지속적으로 증가하는 통증
3. 식욕 감소, 체중 감소
4. 공격적인 치료에도 불구하고 지난 6개월 동안 급속한 건강 악화
5. 주의력 감소, 금단, 수면 또는 정신 혼란 증가
6. 식사, 걷기, 화장실 사용, 옷 입기 등 일상생활의 수행이 어려움

임종 케어 계획 방법

임종 케어를 미리 계획하는 경우, 좋은 죽음, 또한 사랑하는 사람의 스트레스를 줄여줄 수 있다.

의사는 환자의 신체 일부가 정상적으로 반응, 작동할 수 없을 때 죽음 앞에

서 스스로 언제까지, 얼마나 많은 치료를 원하는지, CPR (심폐 소생술), 생명 유지 장치 호흡 기계, 생명 유지 장치 사용 등에 대해 결정한다. 이러한 의료적 치료는 환자가 치유되기 시작할 때까지 고통을 덜어 주거나 살아있게 할 수 있다.

그러나 임종이 가까워진 환자에게는 동일한 치료가 더 느린 죽음과 낮은 삶의 질로 이어질 수 있다.

호스피스 돌봄 대상자

1. 수술, 항암요법, 방사선 치료 등의 적극적인 치료의 시행이 환자의 치료 회복에 도움을 줄 수 없다고 판단되며, 환자의 전신상태가 악화될 것으로 예상되는 말기암환자
2. 2인 이상의 의사로부터 기대수명이 6개월 미만으로 진단받은 환자
3. 말기암환자로서 본인 또는 가족이 완화의료 이용을 희망하는 환자이다. 우리나라에서는 적극적인 치료에도 불구하고 근원적인 회복의 가능성이 없고 점차 증상이 악화되어 담당의사와 해당 분야의 전문의 1명으로부터 수개월 이내에 사망할 것으로 예상되는 진단을 받은 환자, 즉 임종과정에 있다는 의학적 판단을 받은 자로 암, 후천성면역결핍증, 만성 폐쇄성 호흡기질환, 만성 간경화, 그 밖에 보건복지부령으로 정하는 질환으로 추가 확대하였다.

사전연명의료의향서

19세 이상의 사람은 누구나 자신이 향후 임종과정에 있는 환자가 되었을 때를 대비하여 연명의료 및 호스피스에 관한 의향을 문서로 작성해둘 수 있다.

사전연명의료의향서를 작성하기 위하여 반드시 보건복지부의 지정을 받은 사전연명의료의향서 등록기관을 방문하여 충분한 설명을 듣고 작성해야 한다.

등록기관을 통해 작성·등록된 사전연명의료의향서는 연명의료 정보처리시스템의 데이터베이스에 보관되어야 비로소 법적 효력을 인정받을 수 있다.

○ 작성 시 유의사항

① 작성자 본인을 확인해야 한다.

사전연명의료의향서는 본인이 직접 작성하여야 하므로, 등록기관은 작성을 원하는 사람의 신분증(주민등록증, 운전면허증 등 대한민국 내에서 신분을 증명할 수 있는 법적 효력이 있는 증표)을 요구할 수 있다.

② 사전연명의료의향서 등록기관으로부터 다음 사항에 대해 충분한 설명을 듣고, 그 내용을 이해한 후 작성하여야 한다.

- 연명의료의 시행방법 및 연명의료중단 등 결정에 대한 사항
- 호스피스의 선택 및 이용에 관한 사항
- 사전연명의료의향서의 효력 및 효력 상실에 관한 사항
- 사전연명의료의향서의 작성, 등록, 보관 및 통보에 관한 사항
- 사전연명의료의향서의 변경, 철회 및 그에 따른 조치에 관한 사항
- 사전연명의료의향서 등록기관이 폐업·휴업 하거나, 지정 취소되는 경우 기록의 이관에 관한 사항

③ 반드시 본인이 직접 작성해야 한다.

작성자는 보건복지부가 지정한 사전연명의료의향서 등록기관에 직접 방문하여 작성해야 한다. 작성방법은 수기로 서면에 작성하거나, 태블릿을 이용하여 작성할 수 있다.

④ 사전연명의료의향서를 이미 작성한 경우라도 본인은 언제든지 그 의사를 변경하거나 철회할 수 있다.

이 때 반드시 처음 작성한 사전연명의료의향서 등록기관에 방문해야 하는 것은 아니며, 보건복지부 지정을 받은 사전연명의료의향서 등록기관이라면 어

디든지 가능하다.

⑤ 아래의 경우에는 사전연명의료의향서를 작성하였더라도 법적 효력이 없다.

- 본인이 직접 작성하지 않은 경우
- 본인의 자발적 의사에 따라 작성되지 않은 경우
- 법에 따라 작성 전 알아야 할 사항에 대한 설명이 제공되지 않거나 작성자의 확인을 받지 않은 경우
- 사전연명의료의향서를 작성 및 등록한 후에 연명의료계획서를 다시 작성한 경우

Tip.

1~3의 경우에는 처음부터 효력이 없으며, 4의 경우에는 연명의료계획서가 다시 작성된 이후부터 효력이 상실된다.

○ 조회 · 열람 및 활용

① 조회

작성자는 언제든지 본인이 작성한 사전연명의료의향서를 조회할 수 있다.

② 열람

환자가족은 보건복지부령으로 정하는 바에 따라 국립연명의료관리기관의 장에게 사전연명의료의향서에 관한 기록의 열람을 요청할 수 있다. 기록열람신청서를 작성하고 , 신분증 사본 및 가족관계 증명서 등 해당 환자의 가족임을 증명할 수 있는 서류를 첨부하여 열람을 요청하면 된다. 국립연명의료관리기관의 장은 환자 본인이 사전연명의료의향서 작성 시 환자가족의 열람을 허용하지 않은 경우에는 가족의 기록 열람 요청을 거부할 수 있다.

③ 활용

작성해 둔 사전연명의료의향서가 있으면, 향후 작성자가 임종과정에 진입하게 되는 시점에 담당의사가 연명의료 정보처리시스템에서 그 내용을 조회하여 환자에게 직접 확인하고 연명의료를 유보 또는 중단할 수 있다. 그러나 만약 그 시점에 환자가 의사능력이 없는 의학적 상태라면, 담당의사와 전문의 1인이 함께 사전연명의료의향서를 확인하여야 연명의료를 유보 또는 중단할 수 있다.

사전연명의료의향서

※ 색상이 어두운 부분은 작성하지 않으며, [ ]에는 해당되는 곳에 √표시를 합니다.

<table>
<tr><td>등록번호</td><td></td><td colspan="2">※ 등록번호는 등록기관에서 부여합니다.</td></tr>
<tr><td rowspan="3">작성자</td><td colspan="2">성 명</td><td>주민등록번호</td></tr>
<tr><td colspan="3">주 소</td></tr>
<tr><td colspan="3">전화번호</td></tr>
<tr><td>호스피스 이용</td><td colspan="2">[ ] 이용 의향이 있음</td><td>[ ] 이용 의향이 없음</td></tr>
<tr><td rowspan="2">사전연명의료 의향서 등록기관의 설명사항 확인</td><td>설명 사항</td><td colspan="2">[ ] 연명의료의 시행방법 및 연명의료중단등결정에 대한 사항
[ ] 호스피스의 선택 및 이용에 관한 사항
[ ] 사전연명의료의향서의 효력 및 효력 상실에 관한 사항
[ ] 사전연명의료의향서의 작성 · 등록 · 보관 및 통보에 관한 사항
[ ] 사전연명의료의향서의 변경 · 철회 및 그에 따른 조치에 관한 사항
[ ] 등록기관의 폐업 · 휴업 및 지정 취소에 따른 기록의 이관에 관한 사항</td></tr>
<tr><td>확인</td><td colspan="2">위의 사항을 설명 받고 이해했음을 확인합니다.
년 월 일성명 (서명 또는 인)</td></tr>
<tr><td>환자 사망 전 열람허용 여부</td><td>[ ] 열람 가능</td><td>[ ] 열람 거부</td><td>[ ] 그 밖의 의견</td></tr>
<tr><td rowspan="2">사전연명의료 의향서 등록기관 및 상담자</td><td colspan="2">기관 명칭</td><td>소재지</td></tr>
<tr><td colspan="2">상담자 성명</td><td>전화번호</td></tr>
</table>

본인은 「호스피스 · 완화의료 및 임종과정에 있는 환자의 연명의료결정에 관한 법률」 제12조 및 같은 법 시행규칙 제8조에 따라 위와 같은 내용을 직접 작성했으며, 임종과정에 있다는 의학적 판단을 받은 경우 연명의료를 시행하지 않거나 중단하는 것에 동의합니다.

작성일

작성자

등록일

등록자

○ **연명의료계획서**

말기환자 또는 임종과정에 있는 환자는 연명의료의 유보 또는 중단에 관한 의사를 연명의료계획서로 남겨 놓을 수 있다.

연명의료계획서는 환자의 의사에 따라 담당의사가 작성하며, 말기환자 또는 임종과정에 있는 환자인지 여부는 해당 환자를 직접 진료한 담당의사와 해당 분야의 전문의 1인이 동일하게 판단하여야 한다.

1) 작성대상

	말기환자	임종과정에 있는 환자
대장질병	질병 제한 없음	질병 제한 없음
상태	적극적인 치료에도 불구하고 근원적인 회복의 가능성이 없고 점차 증상이 악화되어 수개월 이내에 사망할 것으로 예상	회생의 가능성이 없고, 치료에도 불구하고 회복되지 아니하며, 급속도로 증상이 악화되어 사망에 임박한 상태
확인	• 임상적 증상 • 다른 질병 또는 질환의 존재 여부 • 약물 투여 또는 시술 등에 따른 개선 정도 • 종전의 진료 경과 • 다른 진료 방법의 가능 여부를 종합적으로 고려하여 담당의사와 해당 분야 전문의 1인이 진단	• 담당의사와 해당 분야 전문의 1인이 판단

2) 작성시 유의 사항

① 환자 본인이 직접 담당의사로부터 다음 사항에 대해 충분한 설명을 듣고, 그 내용을 이해한 후 작성해야 한다.

다만, 해당 환자가 미성년자인 경우는 환자 및 그 법정대리인이 함께 설명을 들어야 한다.

• 환자의 질병 상태와 치료방법에 관한 사항

- 연명의료의 시행방법 및 연명의료중단 등의 결정에 관한 사항
- 호스피스의 선택 및 이용에 관한 사항
- 연명의료계획서의 작성·등록·보관 및 통보에 관한 사항
- 연명의료계획서의 변경·철회 및 그에 따른 조치에 관한 사항
- 의료기관 윤리위원회의 이용에 관한 사항

② 연명의료계획서를 이미 작성한 경우라도 본인은 언제든지 그 의사를 변경하거나 철회할 수 있다.

이 때 반드시 처음 작성한 의료기관을 방문해야 하는 것은 아니며, 보건복지부에 의료기관 윤리위원회를 등록한 의료기관이라면 어디든지 가능하다.

3) 조회•열람 및 활용

① 조회

연명의료계획서를 작성한 사람은 담당의사에게 본인의 연명 의료계획서의 조회를 요청할 수 있다.

② 열람

환자가족은 기록열람신청서에 신분증 사본 및 가족관계증명서를 첨부하여 국립연명의료관리기관의 장 또는 의료기관의 장에게 환자의 연명의료계획서의 열람을 요청할 수 있다. 국립연명의료관리기관의 장 또는 의료기관의 장은 본인이 연명의료계획서 작성 시 환자가족의 열람을 허용하지 않은 경우에는 가족의 기록 열람 요청을 거부할 수 있다.

③ 활용

말기환자가 작성해 둔 연명의료계획서가 있으면, 작성자가 임종과정에 있는 환자가 되는 경우 담당의사가 연명의료 정보처리시스템에서 그 내용을 조회하여 연명의료를 유보 또는 중단할 수 있다. 임종과정에 있는 환자가 연명의료계획서를 작성하게 되는 경우라면, 명의료계획서 작성 한 후 바로 담당의사가 연명의료를 유보 또는 중단할 수 있다

■ 호스피스 · 완화의료 및 임종과정에 있는 환자의 연명의료결정에 관한 법률 시행규칙
[별지 제1호서식]

(앞쪽)

연명의료계획서

※ 색상이 어두운 부분은 작성하지 않으며, [ ]에는 해당되는 곳에 √표를 합니다

<table>
<tr><td>등록번호</td><td></td><td colspan="2">※ 등록번호는 의료기관에서 부여합니다.</td></tr>
<tr><td rowspan="4">환자</td><td colspan="2">성 명</td><td>주민등록번호</td></tr>
<tr><td colspan="3">주 소</td></tr>
<tr><td colspan="3">전화번호</td></tr>
<tr><td colspan="3">환자 상태[ ] 말기환자 [ ] 임종과정에 있는 환자</td></tr>
<tr><td rowspan="2">담당의사</td><td colspan="2">성 명</td><td>면허번호</td></tr>
<tr><td colspan="3">소속 의료기관</td></tr>
<tr><td>호스피스 이용</td><td colspan="2">[ ] 이용 의향이 있음</td><td>[ ] 이용 의향이 없음</td></tr>
<tr><td rowspan="2">담당의사 설명사항 확인</td><td>설명사항</td><td colspan="2">[ ] 환자의 질병 상태와 치료방법에 관한 사항
[ ] 연명의료의 시행방법 및 연명의료중단등결정에 관한 사항
[ ] 호스피스의 선택 및 이용에 관한 사항
[ ] 연명의료계획서의 작성 · 등록 · 보관 및 통보에 관한 사항
[ ] 연명의료계획서의 변경 · 철회 및 그에 따른 조치에 관한 사항
[ ] 의료기관윤리위원회의 이용에 관한 사항</td></tr>
<tr><td>확인방법</td><td colspan="2">위의 사항을 설명 받고 이해했음을 확인하며, 임종과정에 있다는 의학적 판단을 받은 경우 연명의료를 시행하지 않거나 중단하는 것에 동의합니다.
[ ] 서명 또는 기명날인 년 월 일성명 (서명 또는 인)
[ ] 녹화
[ ] 녹취
※ 법정대리인 년 월 일성명(서명 또는 인)
(환자가 미성년자인 경우에만 해당합니다)</td></tr>
<tr><td>환자 사망 전 열람허용 여부</td><td colspan="3">[ ] 열람 가능 [ ] 열람 거부 [ ] 그 밖의 의견</td></tr>
</table>

「호스피스 · 완화의료 및 임종과정에 있는 환자의 연명의료결정에 관한 법률」 제10조 및 같은 법 시행규칙 제3조에 따라 위와 같이 연명의료계획서를 작성합니다.

년 월 일

담당의사 (서명 또는 인)

210mm×297mm[백상지(80g/㎡) 또는 중질지(80g/㎡)]

	사전연명계획서	연명의료계획서
대상	19세 이상의 성인	말기환자 또는 임종과정에 있는 환자
작성	본인이 직접	환자의 요청에 의해 담당의사가 작성
설명의무	상담사	담당의사
등록	본건복지부 지정 사전연명의료의향서 등록 기관	의료기관윤리위원회를 등록한 의료기관

5. 죽음에 대한 심리적 반응

세계적 정신의학자 엘리자베스 퀴블러 로스(Elizabeth Kubler-Ross, 1926~2004.8.24.)는 그의 저서「죽음의 순간, On Death and Dying, 1969」에서 임종의 (dying process)의 심리변화를 5단계로 나누었다.

① 거부와 부정(Denial)

환자는 말기 진단을 받으면 진단을 직접 거부하거나 의사의 오진으로 생각하는 일반적인 자기방어 메커니즘의 단계이다.

② 분노(Anger)

환자의 자연스러운 반응으로 말기 질병의 현실을 인정하는 단계로 "왜 나야?", "왜 나 인거지? 불공평해"로 환자가 좌절감을 인식한다.

③ 협상 또는 타협(Bargaining)

의료, 종교 등으로 환자가 자신의 질병에 대한 통제 수단을 찾아 수명 연장을 위한 시간을 얻기 위한 시도의 단계이다.

④ 우울 또는 침체(Depression)

환자는 슬픔, 무기력 등의 증상을 보이며 심한 경우는 우울증 치료를 병행해야하는 단계이다.

⑤ 수용(Acceptance)

병의 진단을 현실로 받아들이고 죽음을 받아들이고 준비하는 단계이다.

임종의 (dying process)의 심리변화 5단계는 순차적 단계로 진행되는 것이 아니라 단계가 바뀌거나 생략되기도 한다.

6. 죽어가는 자와의 아름다운 대화의 시작

임종환자는 죽음이 가까이 다가오면 죽음에 대한 불안과 두려움뿐만 아니라 모든 것을 잃게 되는 현실로 인해 분노와 적개심이 더 커지고 감정조절이 힘들어지게 된다.

따라서 간병인은 무겁고 침침한 분위기를 다스릴 수 있는 유머감각과 임종환자의 복잡한 감정과 대화할 수 있는 훌륭한 의사소통 능력을 갖추고 있어야 한다. 간병인은 자신의 주관적, 심리적 지식을 토대로 죽음에 대한 두려움과 분노 등을 지레 짐작하여 죽어가는 자에게 위로하기 보다는 임종환자의 말을 먼저 충분히 듣도록 해야 한다. 이는 상대방의 입장에서 경청하고 이해하며 응답의 시작은 인간에 대한 존중감이 형성되는 가장 중요한 요소이다.

이제 삶과 죽음에 대한 임종에 대한 솔직한 대화를 시작해 보자. 처음 대화를 시작은 '가정 대화'법을 사용한다. 예를 들어 결혼, 기념일, 생일, 은퇴, 졸업, 축소 이사, 가족 휴가와 같은 이벤트를 상기 시킨다.

7. 호스피스 케어를 위한 아로마테라피

누구나 죽음의 현실에 직면하게 된다. 그러나 죽음, 즉 임종이 다가올수록 겪는 두려움과 공포, 불안, 우울증 등은 환자뿐만 아니라 죽어가는 사람을 돌보는 가족과 간병인 모두에게 고통이다.

아로마테라피는 환자와 가족, 간병인 모두에게 이러한 고통으로부터 감정을 진정시키고, 긴장을 줄이고, 이완을 촉진하는 데 이상적으로 적용될 수 있다.

호스피스 케어를 위한 에센셜 오일

에센셜 오일의 흡입은 수면의 질을 향상시키고 심리적 이완을 유도하여 불안증상을 줄이고, 메스꺼움 완화 등의 효과를 보인다.

만성적 신체통증과 그로 인한 불안과 우울증은 감정과 뇌에 강하게 영향을 미치는 에센셜 오일이 신체의 주요 시스템에 안정을 줄 수 있을 것이다.

아로마테라피와 호스피스 케어 적용 방법

호스피스 환자에게 에센셜 오일을 적용하는 가장 효과적인 방법으로는 흡입과 국소 도포방법이 있다.

특히 환자가 더 이상 마사지를 할 수 없거나 즐길 수 없는 지점에 도달하면 흡입기나 손수건, 티슈 등에 에센셜 오일 1~2방울로 환자에게 미묘한 아로마테라피의 효능을 경험케 하기 충분하다.

○ 직접 흡입

증상을 완화하기 위해 필요에 따라 5~10분 동안 면봉, 티슈에 한두 방울 떨어뜨려 에센셜 오일의 향기를 흡입하게 한다.

○ 간접 흡입

디퓨저(약 250mL)에 3~10방울의 에센셜 오일 또는 스프레이 병(300~500mL)에 물을 채워 10~12방울의 에센셜 오일을 혼합하여 공기 중에 분산된 향기를 흡입한다.

주의: 산소를 사용하는 환자에게 절대로 촛불이나 화염을 사용금지

○ 국소 적용

국소 적용은 마사지, 가볍게 또는 부드럽게 마사지하거나 스프레이를 통해 이루어진다. 에센셜 오일을 피부에 직접 바르지 말고 희석된 형태로 사용한다.

○ 식욕 촉진에 도움

일반적으로 호스피스 환자들은 신진대사가 느려지고, 식욕부진으로 인하여 체중의 감소뿐만 아니라 심각한 영양 불균형을 초래한다.

따라서 이러한 경우 에센셜 오일의 향을 흡입하는 방법의 적용은 식욕을 향상시키는데 도움이 될 수 있다. 식욕이 촉진되는 에센셜 오일로는 전통적으로 버가못, 레몬, 라벤더, 고수 등이 있다.

아로마테라피 마사지 적용 방법

따뜻한 사랑의 손길로 환자를 보살피는 것은 매우 중요한 케어 방법으로 화학 요법으로 인한 부작용을 겪고 있거나 더 이상 물리치료가 효과적이지 못할

때 유용하다.

마사지는 비 약물 치료법으로 손과 얼굴 마사지를 가볍게 하면 혈액 순환이 원활해지고, 스트레스로 인한 두통과 단단한 어깨 근육 통증 완화 등을 조절하는 효과적인 방법이 될 수 있다.

일부 화학요법은 손과 발에 신경병증을 유발하며 정기적인 마사지로 증상의 개선에 도움이 된다.

아로마테라피 마사지는 캐리어 오일에 특정 에센셜 오일을 희석하여 매우 부드럽게 수행하여 임종 환자의 소진된 육체와 정서적, 정신적, 영적인 조화를 이루고 환자가 평온함을 얻을 수 있도록 도울 수 있다.

○ 주의 사항

① 특정 향에 대한 반감이 있을 수 있으므로 시향을 실시한다.

② 노인의 피부는 얇고 건조하므로 에센셜 오일을 1% 이하로 희석하여 적용한다. 노인은 신진대사가 느리므로, 특히 환자가 장기간 약물을 복용하는 경우 희석률을 더 낮게 하는 것이 좋다.

③ 암 부위에 직접 압력을 가하지 않으며, 항응고제를 복용 중이거나 혈소판 수치가 낮은 환자에게는 압력을 피한다.

④ 매우 부드러운 압력으로 적용 부위에 에센셜 오일의 희석률은 최대 1%를 넘지 말아야하며, 마사지 세션의 시간은 2~10분이 적당하다.

⑤ 환자가 더 이상 마사지를 할 수 없거나 즐길 수 없는 지점에 도달하면 버너와 흡입기를 자주 사용할 수 있다.
손수건에 에센셜 오일 한 방울을 떨구는 것은 환자가 원하거나 필요로 할 때마다 아로마 효능을 경험할 수 있는 간단한 방법이다.

○ 동의와 기록

① 해당 환자에 대해 알레르기 반응 및 심장 질환, 간질 등 모든 주요 금기

사항에 대해 사전 인지가 충분히 이루어져야한다.

② 환자에게 아로마테라피 마사지에 대한 설명을 제공한 후 환자가 동의하는 경우 아로마테라피 마사지를 적용한다.

③ 환자에게 사용된 모든 에센셜 오일과 캐리어 오일에 대한 정보를 기록한다.

8. 남겨진 자의 슬픔(Grief)을 나누는 아로마테라피

인생의 모든 경험이 항상 즐거운 것은 아니다. 때로는 가까운 친구, 가족 또는 애완동물의 죽음과 같은 일이 발생한다. 이러한 일이 발생하면 우리는 슬픔을 겪는 과정을 진행하는 데 무력감을 느낄 수 있다. 분노, 죄책감 또는 후회와 같은 슬픔 등 충격과 함께 오는 다른 감정도 있다.

어떤 사람들에게는 이러한 강한 감정을 다루기 위해 에센셜 오일은 큰 힘이 될 수 있다. 에센셜 오일은 다른 모든 감정에 영향을 미치고 균형 잡힌 느낌과 통제력을 느낄 수 있도록 도와준다.

○ 자기 사랑과 연민을 위한 로즈 오일

로즈는 자기 사랑과 활력을 가져다주므로 슬픔에 빠졌을 때 적용할 수 있는 민감한 오일 중 하나이다. 슬픔을 달래고 절망감을 치유하며 트라우마나 분노의 감정을 풀어준다.

○ 편안함과 평화를 위한 카모마일

카모마일은 혼란스러운 감정을 진정시키고 평화를 가져오는 데 도움이 되는 오랜 약의 역사를 가지고 있다. 또한 사랑하는 사람이 세상을 떠난 후 버림받은 감정을 달래는데도 효과가 있다.

이 에센셜 오일의 진정 효과는 수면을 돕고 생각을 진정시키는데 도움을 준다.

○ 치유와 용서를 위한 라벤더

사랑하는 사람을 떠나보낸 후 남겨진 사람은 사랑하는 사람을 지켜주지 못한 것에 대한 죄책감, 해결되지 않고 방법이 없는 후회와 분노, 더 이상 볼 수 없다는 고통 등의 복합적인 감정이 발생한다.

라벤더는 남겨진 사람에게 조금은 쉴 수 있는 평온한 시간을 주며 건강한 정신 균형을 도와 부드럽게 회복할 수 있도록 돕는다.

○ 따뜻한 편안함을 위한 사나몬

시나몬 향은 편안하고 따뜻하다. 삶에 대한 의지를 깨우쳐 본능적 식욕을 다시 시작하는 데 도움이 되며 기력을 회복시켜 슬픔의 안개에서 벗어날 수 있도록 돕는다. 또한 사람들과 함께하고 참여하려는 의지를 향상시킬 수 있다.

○ 다시 시작하도록 돕는 베티버

베티버의 진한 흙냄새는 남겨진 사람이 단단한 두발로 다시 일어나 살아갈 수 있도록 따뜻한 희망을 전달해 준다. 남겨진 사람의 삶을 충실히 살아가도록 건강한 에너지를 제공한다.

○ 희망과 지원을 위한 네롤리

네롤리는 표현되지 않은 분노를 없애고 긴장을 풀게 하여 희망을 회복할 수 있도록 돕는다. 또한 슬픔의 여정을 헤쳐 나갈 힘과 자아의 슬픔을 통제할 수 있는 힘을 준다.

○ 선명함과 클렌징을 위한 레몬

무너진 감정의 불균형으로 혼란에 빠졌을 때 레몬은 정신적 명료함을 찾게 해주어 감정적으로나 육체적으로 당신을 고양시키고, 어두운 생각을 정화시켜 준다.

○ 희망의 빛을 향한 버가못 오일

버가못의 편안하고 경쾌한 냄새는 강력한 항 스트레스, 항 불안, 항 우울제 및 회복 감정을 제공한다.

버가못 특유의 밝고 경쾌한 향기는 남아있는 부정적인 감정을 버리고 주변 세계에 대한 경외감을 회복시키는 데 도움이 될 수 있다.

○ 고요함을 위한 샌달우드

샌달우드는 상실과 함께 오는 혼란스러운 감정, 부정적인 감정을 해소하는 데 도움이 되는 진정 효과가 있으며 평온함을 제공한다. 샌달우드의 따뜻한 향기는 복잡한 감정을 부드럽게 만들어 준다.

○ 평온함을 위한 미르

사랑하는 사람이 세상을 떠난 후 혼자 남겨진 것 같고 가슴이 텅 빈 것 같은 무력감의 감정을 느낄 때 도움이 될 수 있다. 미르의 평화와 고요한 향은 신체적, 감정적 상태를 다시 평온함으로 이끄는데 도움이 된다.

○ 행복을 위한 일랑일랑 오일

일랑일랑의 독특하고 이국적인 향기는 슬픔을 겪는 과정에서 분노를 가라앉히고 행복과 기쁨의 감정을 되살릴 수 있게 해준다.

○ 클렌징과 밸런스를 위한 사이프레스

사이프러스는 신체와 정서의 클렌징을 통해 인생의 새로운 전환으로 이끌어 슬픔의 혼란 속에서 똑바로 일어날 수 있도록 해준다.

■ 참고문헌

- Elegbede JA, Elson CE, Qureshi A, Tanner MA, Gould MN. 모노테르펜 d- 리모넨에 의한 DMBA 유발 유선암의 억제. 발암. 5 (5). 1984.
- Haag JD, Lindstrom MJ, Gould MN. 유방 암종의 리모넨 유도 회귀.Cancer Res. 15; 52 (14). 1992.
- Sahdeo Prasad, Amit K. Tyagi, '생강과 그 구성성분: 위장암 예방 및 치료에 있어 역할', 위장병학 연구 및 실습, 2015(11). 2015.
- Extracellular localization of the diterpene sclareol in clary sage (Salvia sclarea L., Lamiaceae). Jean-Claude Caissard etc. Frédéric Jullien PLoS One. 7(10). 2012.
- FOOD AND HEALTH 식품 및 건강 백과사전. 벤자민 카바예로, 폴 M. 핑글라스, 피델 톨드라 2016 978-0-12-384953-3.
- Commiphora myrrha inhibits itch-associated histamine and IL-31 production in stimulated mast cells Jae Young Shin, Denis Nchang Che,Byoung Ok Cho etc.
- The effect of marjoram (Origanum majorana) tea on the hormonal profile of women with polycystic ovary syndrome: a randomised controlled pilot study. Haj-Husein I, Tukan S, Alkazaleh F.J Hum Nutr Diet. 29(1). 2016.
- Antimicrobial activities of six essential oils commonly used as condiments in Brazil against Clostridium perfringens. Radaelli M, da Silva BP, Weidlich L, Hoehne L, Flach A, da Costa LA, Ethur EM. Braz J Microbiol. 47(2). 2016.

- 살바토레의 아로마테라피 완벽가이드. 살바토레.
- 누구나 쉽게 배우는 아로마테라피 교과서. 와다 후미오.
- Natural remedy Aromatherapy 1. 정미라.
- Essential Oil Safety: A Guide for Health Care Professionals, 로드니 영 과 로버트 티저랜드.
- Aromatherapy for Healing the Spirit: Restoring Emotional 가브리엘 모제이.
- The Complete Book of Essential Oils and Aromatherapy 발레리 앤 워우드.
- The Healing Power of Essential Oils: Soothe Inflammation, Boost. 에릭 지린스키
- The Essential Oil Maker's Handbook. 베티나 말
- The Book of Chakras: Discover the Hidden Forces Within You. 암비카 바우터스
- Wheels of Life. 아노데아 주디스
- The Book of Chakra Healing. 리즈심슨
- The Subtle Body: An Encyclopedia of Your Energetic Anatomy. 신디 데일
- Chakras: Energy Centers of Transformation.하리쉬 조하리
- In Focus Chakra Healing: Your Personal Guide.로베르타 버논
- 구글, 위키피디아(wikiperdia)
- naver.com
- Rose Mentioned in the Works of Scientists of the Medieval East

and Implications in Modern Science, K. Hüsnü Can Başer. 12(7) 2017

- 호스피스·완화의료 의미 있는 삶의 완성. 노유자외 공저
- 말기 돌봄을 위한 호스피스 간호. Moly Wright

정박사와 함께하는
가장 쉬운 아로마테라피 2
Aromatherapy with elderly people and hospice

2021년 5월 31일 초판 1쇄 발행

지은이 | 정미라
펴낸이 | 윤영진
펴낸곳 | 도서출판 심지
등록번호 | 제2015-000002호
주소 | 대전광역시 동구 대전천북로 12
전화 | (042) 635-9942
팩스 | (042) 635-9941
E-mail | simji42@hanmail.net

ISBN 978-89-6627-217-4 13590

값 28,000원